介護現場の仕事がうまく回るようになる「傾聴スキル」入門

介護の仕事は「聴く技術」が9割

中尾浩康 著
Nakao Hiroyasu

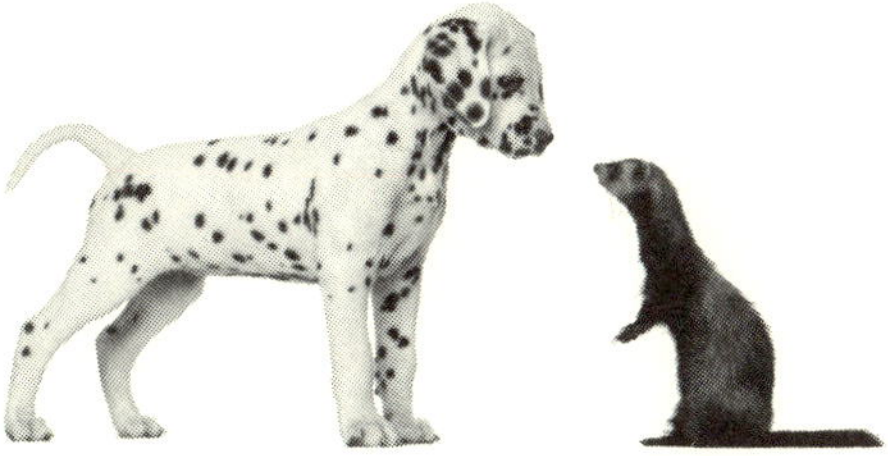

ぱる出版

まえがき

平成30年には、６年ごとの介護報酬の改定を迎えます。

今回の改定は、平成28年、改定時期半ばで行なわれた異例の改正、
・一定収入以上の利用者の自己負担を2割とする
・特養入所者を要介護度３以上に限定する
・介護予防事業を地方自治体へと移管する
ことなどを柱とした大きな改正をベースとして、さらに重要な改定となると言われています。

介護事業者にとっては、さらなる介護報酬の引き下げや地域包括ケアシステムへの組織的な対応に追われること、また在宅重視の政策強化による施設利用者確保難など、厳しい内容の改定が予想されています。

すでに老人保健施設などでは新たな動きが始まっています。現場で働く介護従事者にとっても、「地域包括ケア」に基づく軽度の利用者増や在宅利用者の相談・支援の事業が施設の業務の中にも入り込み、排泄や入浴などの実際の介護実務だけではなく、自立度の高い利用者とのさまざまな関わりのシーンが予想されます。また、特養利用者を要介護度３以上に限定するという事態は、施設全体の利用者の重度化を招き、これまで以上に医療との連携が求められて、実務者にとって医療的な知識や経験がより要求されるようになるでしょう。

自立度の高い利用者からの多様化する要望と、一方ではコミュニケーションの困難な重度の利用者の介護、さらに認知症利用者のケアなど、さまざまな対応能力が、現場の職員に要求さ

れるようになります。

本書は、多様化していくケアの様々なシーンの中で、「聴く」技術が、実は重要なキーワードだということをお話ししていきたいと思います。つまりは、変化する業務とケアの実際に対して、驚くほどうまく対応できるワザが、実は「傾聴」のワザなのです。

「傾聴」とは、小手先だけの、ただ「聴く」という技術ではありません。また、利用者の話を聴けばよいというものでもありません。「聴く」ということは、相手をしっかりと理解することですし、必ずあなたには「応える」という動作が伴ってくるものなのです。

「傾聴」を通して、実は、これからの介護従事者が必ず身につけるべき重要な技術である、「コミュニケーション技術」へと進化していくことが大切なのです。

コミュニケーションとは、一方通行では成り立ちません。相手の生活歴や人生観など、利用者を一人の独立した人間として受容し尊重するという、豊かな人間性を持ち合わせていかなければなりません。「傾聴」の技術を通して、単なる介護従事者としてではなく、一人の対等な人間として、また良識と思いやりの感情を豊かに持った社会人として、成長していくための糧としてほしいと思います。

本書は、介護現場でみなさんが必ず出くわす、様々なシーンをもとに実際の介護やケアでどのように対処したらよいのか、現場で役に立つヒントを解説しました。介護現場では、困ったこと、困難なことに必ず出会います。そのとき、本書で読んだ事柄が小さな導きの糸となって、最終的に自分で克服できた喜びにつながるならば、大変うれしく思います。

平成29年11月

福祉サポート「一滴舎」中尾浩康

介護の仕事は「聴く技術」が9割●もくじ

第2章　「聴く技術」が活かせる介護現場の13のシーン

第3章　「ケアの苦手克服」はコミュニケーションの見直しから始めよう

第4章 誰でも身につけられる「傾聴の極意」

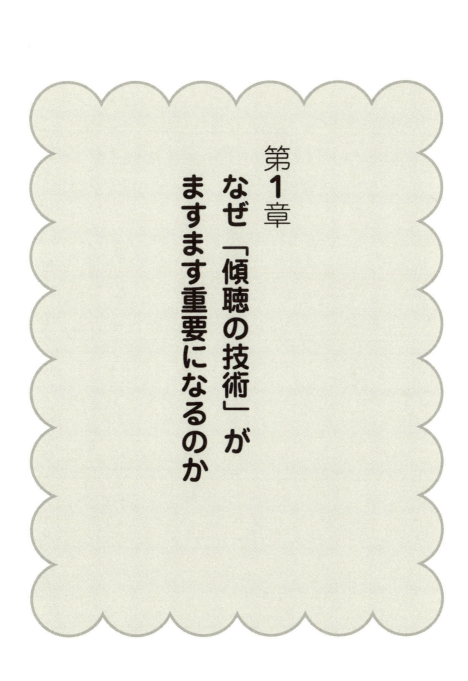

第1章

なぜ「傾聴の技術」がますます重要になるのか

1　これから「相談」「援助」のスキルがより重要になってくる理由

平成30年の4月には、介護報酬の6年ごとの改定を迎えます。それまでに、平成28年には異例の改定が実施されて、介護業界には大きな、しかも厳しい変動がもたらされました。

今回の改定でも大きな報酬と制度上の「変動」が予想されますが、その影響により、これから介護現場で重要視されるスキルとして挙げられるものに**「相談」「援助」**があります。

「相談」「援助」に関して言えば、すでに、特養でもデイサービスでも、また有料老人ホームでも生活相談員という専門職がいるではないかと考えられる方もいるでしょう。

ところが、ここへきて、「地域包括ケアシステム」という地域重視の活動が、施設にも様々な形で入り込み、生活相談員の業務も大きく変化し始めています。

さらに、介護現場で働くみなさんの周りの身近な利用者との関わり方も、少しずつ変化し始めていることにお気づきの方もいるのではないでしょうか？

それに加えて、利用者たちの要望も多岐にわたり（家族からの要望も含めて）、食事や入浴などの介護実務以外の仕事が増えている実感はないでしょうか？

介護のいろいろな制度の変化や医療制度の変化、何より利用者負担などが大きく変化しており、日常の利用者との会話の中で、

「〇〇はどうしたらよいのか、教えてほしい」

などという質問が多くなってきていませんか？

特養では、生活相談員の配置は、国の基準では利用者100名に1名、多くの特養でも2名程度しか配置されていませんから、ことあるごとに生活相談員を呼ぶわけにもいかないのが現実だと思います。知らない、わからないことをあいまいにせず、はっきり「知りません」「わかりません」ということも大切な対応法ではあるのですが、いつもというわけにはいきません。なぜなら「頼りない人」と思われては大変ですから。

実はここに重要なヒントが隠れているのです。介護職のみなさんは、受け持ちの利用者を中心に、住まわれている利用者に対して、日常的に直接肌に触れる介助をしていますし、移乗介助や入浴介助などでは、身体と生命を預けられています。言い換えれば、肌に触れる、ある意味では家族より親密に接したり、また接することが許されることで、かなり親密な関係を利用者と築いているのです。そこには、暗黙の信頼関係が存在しているのです。人は、何か悩みごとや赤の他人に聴くのは憚られるようなことは、特定の身近な人物に相談したり、尋ねたりするでしょう。介護を受けておられる利用者にとって、日常でそのような身近な存在と言えば、介護を担当している介護職員ではないでしょうか。

たとえ、その場では即答できなくても、きちんと覚えていて、後からちゃんとした説明をしてもらえるなら、利用者の満足はきっと高いものになるでしょう。身近な職員への信頼はより強いものになっていきます。特に、排泄の介助を委ねる担当の職員には、人間として隠したい、見られたくない自分自身を見せることになるわけですから、あまり聞かれたくはない質問などは、日常的には直接的な関わりを持たない生活相談員にはしたくないはずです。

本来、自分の身体を委ねる信頼関係のある介護職員にこそ、些細なことから大切なことまで相談したいという思いは、充分に理解できると思います。

私は、これまで、「全人的な介護」というものをテーマに、介護に携わってきました。そこでは、介護は、「食事・排泄・入浴」の3大介護と言われるものだけでは決して十分ではないと考えてきました。何のために介護をするのか。私は、これまで介護のための介護のような、つまり先に述べた3大介護と呼ばれる、介護をすることだけを目的にしたかのような介護現場を多く見てきました。「全人的な介護」とは、介護を通して、その利用者の権利を守り、自己決定と自己実現を援助するものであると考えています。

利用者が、満足して自己実現が図れたら、簡単に言うと、**自分のしたいことがきちんと実現できたら、きっとより充実した生活になっていく**のではないでしょうか？　だから、介護職員のみなさんの仕事が3大介護中心の実務だけだとしたら、利用者に高い満足を提供することにはならないということを強調しておきます。

今回の介護報酬改定は、必ず介護に従事するみなさん方に、「相談」「援助」の重要性を求めてくるでしょう。

それは、新たに仕事が増える、負担が増えるという理解では、あまりにももったいないという他はありません。本来の介護の目的である、「自己実現」のための援助をなしえてこそ、介護の実務は意味を持ってきます。介護者がしっかりした援助者として利用者たちに高い満足を与えられるとしたら、あなた自身にとってより豊かな人間性と達成感を感じていただけるように思います。

POINT▼利用者の自己実現のための「相談」「援助」のスキルがより重要視されてくる

2 コミュニケーションが取れないのは信頼関係が築けないから

一言で、「コミュニケーション技術」といっても、これまで仕事の中では、特には意識してこなかったと思います。

「コミュニケーション技術」は、最近、介護福祉の世界でも、広く社会福祉の中でも注目されて、多くのセミナーや研修を目にします。しかし、「コミュニケーション技術」は、そのようなセミナーや研修に参加しないと身につけられないというようなものではありません。なぜなら、私たちの日常生活こそ、コミュニケーションの塊みたいなものですから。

良好な「コミュニケーション」とは、どのようなものなのでしょうか？ イメージしてみてください。家族間、友人間でのコミュニケーションを、特別な意識を持ってしているでしょうか？ 気配りというものはあり得ますが、特に強い意識をせずに、いわば空気のようにコミュニケーションを図っているというのが普通であると思います。

なぜ、そのように自然にできるのかというと、それは根底に人間同士の信頼関係があるからです。また、相互に人間同士の理解が存在しているからです。利用者との関係性においても、人間である限り例外ではありません。次のことを自分に問いかけてみてください。

- **自分は、利用者との信頼関係（強弱にかかわらず）があるだろうか？**
- **自分は、どの程度その利用者を理解できているだろうか？**

いかがでしょうか。よく考えると、意外と自分は、担当者としてその利用者を理解できていないことに気づかされます。生活歴や職業歴から、入居前にはどんな生活ぶりだったか、どのような日常の習慣や好み、たとえば、お風呂は熱めが好きか嫌いかなど、十分に確信を持って答えられないかもしれません。このような利用者の情報は、入居前の審査やアセスメントにおいて基本情報は収集するべきものですが、劣悪な在宅の環境や家族状況によっては、施設や病院を転々として来られた方も多く存在します。そのような方については、前の施設や病院を転々とするごとに、大切な情報が欠落していき、あるいは歪められたりしていることがしばしばあります。私の経験では、生命に関わるような重大な病歴が欠落していて、病院受診の検査で初めてわかったということもありました。

みなさんは、日常のケアにおいて、良かれと思ってしたことが逆に不興を買ったり、お勧めして受け入れられたと信じていたら、実際は家族に無理強いされたと告白されて、「何で?」という思いをした経験はありませんか? それらが積み重なると、利用者とのコミュニケーションを図ることは難しいという思いになるのです。

ここでポイントになってくるのは、高齢者が持っている**プライド**に対する配慮なのです。家族間では、親子や兄弟という動かしがたい前提がありますし、友人間では同級生、趣味の友などしっかりしたシチュエーションが存在しています。それらの中では、言葉遣いや相互の距離感がしっかり確立しており、暗黙の了解というものが存在しているのです。

高齢の利用者は、私が言うまでもなく、みなさんの人生の大先輩であり、社会で長年働いてこられ、子どもを立派に育て上げてこられた方々です。だから、多くの高齢者は自分自身の人生観と生活のスタイルをしっかりと持っています。要介護状態となって、それらの人間としての個性が影を潜め、表に出ていないところに、この問題の難しさを感じる原因の一つがあるのです。いわば、一人ひとりの利用者には、必ず自分自身のプライドが、しっかりと存在しているのです。このようなプライドの多くは、気安く表に出して自慢するものでもありません。

と言っても、利用者によれば過去の職歴や生活歴の中で、校長先生だった、大企業の部長だった、子どもを東大に行かせた云々というような、わかりやすい自慢話やプライドを披瀝される方もいますが、このような方はむしろわかりやすい存在であるのです。

プライドへの配慮は、何をポイントにして把握したらいいのでしょうか？　大事なヒントは、高齢者独特の習性への理解にあります。**高齢者の方は、同じことを何度も話したり、日常生活の特定のシーンでは、必ずこだわりを発揮されるというようなことを、よく目にしませんか？実は、プライドはここに隠れています。**「ああ、またか」で処理してしまえば、大切な「コミュニケーション」の糸口をみすみす見逃すことになるのです。この独自の「こだわり」に、一度、とことん付き合ってみてください。一つひとつのこだわりに、「へえ、それで？」という相槌を強く発信してみてください。その利用者の表情をしっかり見ていると、目に光が宿り、背筋すら伸びてくるような変化に気が付くでしょう。

認知症高齢者への対応は、とんちんかんなやり取りが多いものです。コミュニケーションが取れていない、理解されていないと感じることはしばしばですが、実は、このようなやり取りこそ、認知症の利用者にとっては、受容されている信頼感とプライドを守られた安心感になっているのです。これこそが、コミュニケーションなのです。

POINT▼信頼関係を築くカギは「プライド」にある！

3 対応力の「バリエーションを増やす」ために必要なこと

平成30年4月に実施される介護報酬改定では、**介護予防と軽度の高齢者へのきめ細かいケアが入り込んできます**。特養でもデイサービスでも、施設のいろいろな機能が地域包括ケアセンターとの連携のもとで動くことが予想されます。

現実に、平成28年の改定においてすでに、「地域包括ケアシステム」という介護予防強化と地方自治体への軽度高齢者のサービス移管が進められてきました。それに伴って、**軽度高齢者のリハビリや種々の相談事業が持ち込まれ、特に施設では、生活相談員の業務内容が、住まわれている利用者や従来のサービス利用者への対応だけではなくなりつつあります。**

平成29年の9月には、厚労省の高齢福祉の担当者から、介護福祉士の地位と待遇改善を図るとして、介護福祉士で5年以上の実務経験者には、ケアリーダーのような中間管理職の役割を与えるようにという提案がされています。介護現場での組織力と対応力の強化を意図したものであることは明らかです。それらは、現場の介護職員の業務や役割に変化を生じさせ始めています。一言でいえば、**対応力のバリエーションが増えていく**ということでしょうか？

また、認知症高齢者への対応においては、介護福祉士にかなり高い専門性を求めてくるような動きが出ています。認知症高齢者とのコミュニケーションのあり方は、そのときだけの刹那的なコミュニケーションに見えていたとしても、実際には利用者本人の心には、深く信頼関係が出来上がっていくことを強く意識していただきたいと思います。とんちんかんなやり取りに見えていても、受容しようとする援助者の包容力というものが力を発揮してくるのです。療養型の病院などでまだ散見しますが、一部の施設ではいまだに認知症高齢者のことを「にんち」と呼び、「あの人には指示が入らない」というような差別的な「決めつけ」が存在しています。そこでは、人間としての認知症高齢者の存在はなく、自分の業務をすべてに優先する旧態然とした介護現場があるのです。

それでは、対応力のバリエーションを増やすというのは、どのようにしていけばよいのでしょうか？　そのためには、**まず自分自身の現在の業務の「棚卸し」**をお勧めします。業務の「棚卸し」というのは、自分自身が日常行なっている業務の内容とそれぞれにかかっている時間を、一日の業務の流れの中で明らかにすることです。

たとえば、朝の申し送りが15分、担当利用者の移乗介助が３人で10分、食事介助が昼食25分、リネンや消耗品の補充業務30分……という具合です。そうして自分自身の一日の業務８時間の分析表を作ってみるのです。自身の業務の量とそのことに関わる能力、つまり業務の質を評価してみてください。そこでは、自分自身が単独でしか行なえないもの、他のスタッフと連携と協力で行なうものがはっきりと見えるはずです。

なぜ、このような分析が必要かというと、業務には密度と必要時間というものがあり、これらを分析することによって、改善や能率向上の必要なもの、またそれが可能なもの、チームや部署の話し合いで解決すべきものが明確になります。さらに、じっくりと自分の業務の見直しをすることで、各所に「**余裕時間**」が生み出せるようになります。この余裕時間が、対応のバリエーションを増やすために必要となるのです。注意を要する利用者に関わる時間と余裕を増やすことができますし、雑談を楽しむための利用者との時間、家族の来訪時の対応時間などが、しっかりと生み出せるようになります。自分自身の介護のシーンの変化が、目に見えるようになり、他人の目や利用者の視線が視界に入ってきます。介護現場では、よく「首タオル」で利用者や家族と話をする介護職員を見かけるのですが、明らかに場違いでひんしゅくものと言ってよいでしょう。それは、自分自身の業務にしか関心がないこと、ひいては働いている現場の全体が見渡せていないのだということを意識してください。

様々な介護のシーンに対応する力を身につけるためには、余裕を失っている自分自身の業務改善が必要になります。業務を掛け持ちしていると手一杯のため、利用者からの要望や声かけがあっても「また、後で」とか「ちょっと待ってください」と言ってしまい、大切なコミュニケーションのタイミングを失ってしまうことになりかねません。そのような状況では、「自分は、いま何をすべきか」という優先すべき介護の業務が理解できていないために、その場で適切な対応ができないことにつながっていくのです。

介護現場では、しばしば利用者との目線の高さや、距離の取り方の重要性が指摘されています。介護者から援助者に自身を変換していく努力は、ここから始まるといっても過言ではありません。仕事として行なう介護は、業務として行なう介護とは少し意味が異なります。業務として行なう介護は自分自身を中心として行なうものであるのに対して、仕事としての介護は、相手、すなわち利用者の安全と満足度を尺度として行なうものです。シーンに応じた対応力こそバリエーションの豊かさとなっていくのです。

POINT▼業務の棚卸しをすることで「全体を俯瞰できる余裕」が生まれる

4 「地域包括ケア」と「特養の重度化」を意識することが重要

「地域包括ケア」というのは、平成24年に厚労省から提唱された「地域支援事業」と在宅サービス強化による介護予防事業の中心となる概念です。そのもとで、「地域包括支援センター」が、1中学校区に1カ所の割合で設置されてきました。地域包括支援センターは、地域の社会福祉協議会（社協）や社会福祉法人が経営する特養などの施設に委託する形で進んでいます。

「地域包括ケア」は、支援センターが核となり、地域に住まう高齢者が、住み慣れた町で、医療機関の支援や様々な地域のサービスを受けられるよう、施設だけではなく、民生委員などの地域の資源を活用しながら、**人生の最期まで在宅生活が送れるようにしていくことを基本**としています。特養によっては、施設の中に地域包括支援センターを設置して、社会福祉士の資格を持つ生活相談員や看護師、訪問介護員という施設職員が業務に当たっています。

そこでは、主に地域に住まう高齢者や家族からの介護相談、要介護認定などの手続きへの支援、在宅への高齢者訪問活動などが行なわれています。最近では、高齢者にとどまらず、地域に住む障がい者や生活困窮者への支援などに業務が拡大してきています。それに伴って、地域住民との関わりの拡大など施設が扱う課題が広がり、地域包括支援センターのない特養などの施設でも、地域の要請を受けて、地域の課題解決のための支援、地域の相談・援助の業務、介護予防事業への取り組み強化などが行なわれてきました。

結果、施設への入居を抑え、施設の持つ資源を生かすこと、特養に入れる要介護高齢者を要介護度3以上に限定するなど、特養の経営にとっては厳しい状況がもたらされています。

先の介護報酬の改定でも、従来型多床室の特養はマイナス査定により減額、ユニットケア型も抑制がかけられました。厚労省の介護従事者への処遇向上は、かつての「処遇改善交付金」という補助金から「処遇改善加算」という利用実績に基づく加算に変わり、介護職員が受け取る加算金は施設によりバラバラとなりました。また、加算金の交付は、まとめて一括支給されるために、法人によっては、給与ベースのかさ上げに支出せず賞与の原資にするなど、介護職員にとっては実質的に加算金の恩恵に浴すことがなく、結果としては、なんら待遇改善につながっていない現実も存在しているのです。

介護報酬のマイナス査定は、平成30年の改定でも継続すると思われ、介護職員の給与引き上げによる介護職員の確保を困難にしています。同時に、平成28年の改定で、特養利用者を要介護3以上に限定されたことは、介護人材確保の困難さと合わさり、特養の稼働率に大きな影響を与えています。東京都では、フロアの一部を閉鎖して実質的な入居定員を引き下げるところも出てきました。また、要介護3の入居希望者は、国の方針が在宅復帰の強化が強く打ち出されたことにより、心身の状態の改善によって介護度が好転して、入居対象者でなくなる恐れがあるということで、入居を控えるところも出ています。

さらに、国の在宅復帰の強化は、復帰実績に応じて優良な施設には傾斜的に報酬を増額することになりました。在宅復帰をめざすリハビリ施設である老人保健施設はこのことを受けて、かつては老健の退所者は特養移行が主流でしたが、サービス付き高齢者向け住宅（以下、サ高住）など在宅施設へと流れが変わり、特養の新規入居者の動向に深刻な影響が出ています。

これらのことは、重度化する特養において、サービス力の強化を人員の補充で図ろうとする目論見を困難としました。限られた人員の中での、痰の吸引や胃ろうなどの医療行為の増加に加えて、認知症利用者の徘徊行為や不穏行動によって、特養の夜勤者は仮眠などの適切な休憩を取ることすらままならない事態が生じています。

介護業務の複雑化と密度の高まりは、介護職員の労働強化となり、介護現場の疲弊が憂慮されるようになりました。要介護度4と5の利用者増は、必然的に寝たきり状態や認知症と寝たきりの両方の問題を抱える利用者の割合を相対的に増加させ、施設の活力や活気を奪うことにも繋がっています。レクリエーションや外出など生活によい刺激となる活動も、利用者が居室から出てこられない状況によって、実施が困難になってきています。

このような介護現場の状況の中で、いったい、どのような活動が業務の状況を好転させることにつながるのでしょうか？　そのカギとなるのが、「傾聴」という「聴く技術」の向上なのです。前述してきたように、「コミュニケーション技術」を磨き、向上させることは、動きの乏しい重度の利用者との関係性を改善することにつながります。認知症や失語症に見舞われている利用者とはコミュニケーションが不可能なのではなく、双方向のやり取りを可能にすることで、「声かけ」の在り方も大きく変わってきます。また、入居時のアセスメントを強化すること、家族からの聞き取り、前施設からの情報収集を積極的に心がけることによって、「傾聴」の内容は劇的に変化してくるといっても過言ではないと思います。

POINT▼介護現場の労働強化を改善するカギとなる要素の一つが「傾聴の技術」だ

5　認知症への対応力を高めるカギは「傾聴の技術」を磨くこと

国が認知症高齢者への対応を強化する方針を積極的に打ち出してきています。重い腰をあげて、ようやく取り組む気になったかという感慨深いものがあります。しかし、厚労省の官僚たちの机上での議論、また有識者と称する学者の研究室での発想から多くは出てきていないなど、在宅を含む介護現場の現実の厳しさとは、大きくかい離したものであるという印象は拭えません。

一方、民間では、「注文を間違える料理店」などユニークで、実際的な認知症高齢者のケアの取り組みや認知症カフェなどの「居場所づくり」が進められています。

もはや、施設は認知症の利用者を「収容」し、「隔離」するような場所ではなくなりました。特養などの施設においても、認知症の利用者の過去の経験や思いをしっかりと受け止めて、積極的な「居場所づくり」に取り組むべきであると思います。認知症の利用者が持っている能力や経験を引き出し、やりがいや生きがいの感じられる「自己実現」の場こそ、これからの施設として提供していく必要があります。

そのためには、介護現場で働く介護職員の「コミュニケーション技術」を磨く必要があります。そこでは、双方向のやり取りができる関係性づくりが重要なのです。認知症といっても、その症状や程度は様々ですし、原因も異なります。たとえば、レビー小体型の認知症は、幻視や幻覚を特徴とし、パーキンソンのような身体動作が多く見られます。症状に応じた対応力が求められる中で、コミュニケーションの核となる技術が「傾聴」の技術だと思います。

「傾聴」は、「聴く」だけで成立するものではありません。援助者として、その姿勢や向きや目線など様々な細やかな配慮が必要となるのです。たとえば、上からのぞき込む人の顔を下から見上げてみるということを想像してください。怖い感じがしませんか？　認知症の方は、状況の判断力が十分ではありませんから、感じる恐怖感は私たちよりずっと大きいはずです。また、現実とはかけ離れた幻覚や幻聴に見舞われている可能性もあります。

ここで大切となるのは、援助者の観察力です。利用者の目つき、目線、皮膚の色、口唇の動き、姿勢など関わる前にチェックすべき点はたくさんあると思います。その上で、どこからどのようなアプローチをすべきかを、瞬時に判断する必要があります。また、喉が渇いた、トイレに行きたい、お腹が空いたなど、様々な訴えのシーンに出くわすこともしばしばであるはずです。その時々の状況で、「声かけ」の内容は決まってきます。

「傾聴」の重要なポイントは、利用者のしゃべるに任せることではありません。いわば、言葉を引き出す技術でもあるのです。そのとき、重要となるのは、決して利用者を待たせてはいけないということです。特に、「○○して欲しい」「○○したい」というときに、短い時間であれ、待たせることは必ず相手を不安にさせます。認知症の方は、本能で無意識的に「防御能力」の衰えを認識していますから、待たされるという行為は、ポツンと一人放置されているかのような不安感に襲われることが多いのです。間髪入れず、受け止めなければなりません。また、その瞬間こそ、「傾聴」の絶好の入口となるのです。

まず、受け止めるときの姿勢がポイントになります。先ほど述べた、上からのぞき込むような位置は、さらに恐怖感、不安感を強めてしまいます。意識して、目線の高さを利用者より低く下げるべきです。膝をつく、あるいは自分の目線より高い位置に座り直してもらうなどの配慮が必要です。そして、必ず相手の目を見ながら、柔らかな笑顔で迎える姿勢を取っていただきたいと思います。相手の意識と要望を考えながら、自分の第一声を決めてください。繰り返しますが、「傾聴」とは「双方向のやり取り」でなければなりません。

「傾聴の技術」の重要なポイントは、「相槌」にあります。「うん、うん」だけが必ずしもよい「相槌」とは言えません。そこには、必ず「共感」の気持ちが表現されていないと、認知症の方は無視されたと同様の反応を示すことがあります。たとえば、「お腹が空いた。何か食べたい」という訴えであれば、「ほんとだ、お腹空いたねえ」という共感があれば、「そうだろう。自分もそうなんだから」という自然な自己肯定が生まれます。

人間同士の関係性で、円滑なコミュニケーションが取れているかいないかは、実はこの「自己肯定」が存在するかしないかにあります。簡単に言えば、お互いがお互いを認め合うということでしょうか。

笑顔を返すという行為は、認知症の方にとって、暗黙のうちにこの「自己肯定」が認知されたことになります。この瞬間に「双方向の関係」が成立しているのです。認知症の方の発言では、しばしば理解しがたい妄想的な内容が含まれることが多いですが、気にする必要はありません。たとえ妄想ではあっても、その時々の関心事やこだわりは理解できるのですから、堂々と肯定してください。「なるほど、そうなんですか」と返すだけでなく、質問や提案といったことも積極的にしてみるべきです。

POINT▼傾聴の技術とは「言葉を引き出す技術」でもある

6　身につけるべきコミュニケーション・マナーとは

どのようなコミュニケーションにおいても、適切なマナーが前提になります。一方通行のコミュニケーションでは、相互に理解を得ることは難しく、また、〝ため口〟や丁寧過ぎる言葉遣いも良好なコミュニケーションの妨げになることがあります。

では、どのようなポイントに注意するべきなのでしょうか？　要介護高齢者にとどまらず、立場の異なる人間同士のコミュニケーションにおいては、2つのことが重要なキーとなります。

ひとつは、**目線の高さ**ということです。あなたが、相手と言い争いをしているシーンでは、言葉を含めて上から見下ろすような態度を取ろうとするはずです。いわば、相手を威圧しようとする行動に出ると思います。しかし、対等な関係を保ちながら、穏やかな会話のシーンでは、きっと目線の高さは同じかそれに近い状態であるはずです。

利用者とのコミュニケーションにおいても同様のことが言えます。目線の高さを合わせて会話をしていると、実は驚くほど鮮明に、相手の表情の変化が見てとれます。怒り、喜び、戸惑い、眠そうなど様々な表情の動きが、心情の表現として読み取れるのです。そこでは対等な人間同士の関係が結びやすくなっています。

利用者との関わりでは、支配的な上下関係のような関係性を持ち込むことは厳禁です。「してあげている」的な優位性を持ち込めば、認知症の利用者でもそれを敏感に感じ取り、拒否的な態度になってきます。介護の現場では、しばしば拒否に合うものですが、そのようなときには案外、この「してあげている」的な態度が、多かれ少なかれ出ていることが多いのも事実です。

2つ目は、**利用者との距離感の問題**です。立場の異なる人間同士のコミュニケーションにおいては、この距離感というのはたいへん重要です。よく、人間関係がこじれたりしたときに、「あの人は、ずけずけものを言う」というようなことを言ったりします。

この距離感の取り方を間違えると、利用者との良好なコミュニケーションは望めません。

では、どのようにしてこの距離感を測っていけばよいのでしょうか？ まず、大切なのはコミュニケーションや会話が行なわれるシーンです。じっくり話を聴くことが必要なときに、多くの利用者や職員が行き来する、デイホールなどはふさわしくありません。また、相手に注意を喚起する、あるいは、考え方などを変えて欲しいときには、面接のときのような正面からの対峙型もふさわしくありません。相手を追い込むようなシチュエーションになってはいけないからです。取調室の容疑者みたいになれば、話せることも話せなくなります。

それから、どのような姿勢と角度から話しかけるのかということも大事になります。これも、話しかけられる相手からすれば、感じる距離感に大きな影響を与えます。要は、強いられている、あるいは、追い詰められているような窮屈感を利用者に感じさせてはならないということなのです。

さらに、言葉遣いにも注意を要します。教科書的に、介護施設では利用者を「さんづけ」で呼びなさい、ということでもありません。親しみの強い距離感の中では、「お母さん」「おじいちゃん」などでも決して悪いということにはなりません。「ため口」というものは、この距離感を誤った言葉遣いそのものであるのです。言葉遣いは、相手に必ず安心感を与えるべきものであるということを強く意識していただきたいと思います。

距離感を測るときに大切になるのは、相手の目線と自分の目線を合わせたときに、相互に圧迫感のないことです。また、あえて目線を合わせないように、ソファなどで横並びに座ってみることも有効です。さりげなく語りかけて、注意などを促したいときには、目線の対峙は避けたほうが良いことが多いと思います。

そして、距離感をあいまいにしないためには、決して話の主題をあいまいにしてはいけません。どのタイミングで、主題に入るかは、その時々の判断となりますが、利用者に「いったい、この人は自分に何が言いたいのだろう？」と思わせてしまっては、結局、疑心暗鬼を残すことになってしまいます。

特に、行動を変えて欲しい、他人に迷惑をかけたことを注意したいなどというときには、「○○をしないでくださいね」というように、明確な言葉で表現してください。

もちろん、内容によっては、相手にとってショックなこともありますし、傷ついたということがあるかもしれません。そこで、援助者にとって必要な技術とは、間髪入れずに適切なフォローが行なえることです。

よく、人をほめるときには、最初に悪いことを言って、後から長所などをほめるとよいと言われます。ある意味で真理と思います。「きついことを言われて、○○さんは傷つかれましたよ。でも、△△さん、あなたは、本当はとても優しい方じゃないですか。みんなそう思っていますよ」というようなフォローを考えてみてください。

POINT▼「目線の高さ」と「相手との距離感」に注意する

7 「わからないこと」をはっきり伝えることが信頼関係の基礎になる

利用者に対して、何かを告げるタイミングの中では、あいまいな言い方は逆効果になります。援助者の思いや考えをしっかり受け止めてもらうことは、信頼関係の基礎になるからです。

とりわけ経験の浅い介護職員の方は、知識や経験がないために、しばしばどのように対応してよいか迷うことがあるかと思います。「わからないこと」や「知らないこと」を質問された場合には、あいまいな表現や答えは、極力避ける努力をしてください。

最もしてはならないことは、「後からね」とか「また改めて話しましょう」のような〝逃げ〟を打つことは厳禁と言えます。一日の生活の中で、食事や入浴といった基本動作以外にはすることも少なく、時間を多く持て余すような状況の利用者にとっては、職員から言われた言葉は、案外大きな関心事として残っているものなのです。

その場を乗り切ったと思って、忘れていた頃に「あれはどうなりましたか？」というような質問に直面させられて、うろたえたという経験はありませんか？　利用者は、ことのほか職員をよく観察しているものなのです。

自分が知らない、わからないことを質問されたときには、必ずあいまいにはせず、はっきりと「知りません」「わかりません」ということを告げるようにしてください。言い方は、利用者の状況がありますから、表現の仕方は工夫することを忘れないでください。「ごめんなさい。よくわからないので、調べて後からきちんと説明しますね」というような約束は有効です。要は、利用者にとっては、軽くあしらわれてしまった的な感覚を持たせてはならないということなのです。たとえば、利用したいサービスや制度の詳細などは、大まかな知識は持っていても、その利用者がその制度に該当するのかどうか、またどのようにアプローチしてよいのかなどとに対して、重要な判断を要するため、適切な提案ができないときが必ずあります。そのような場合には、リーダーや専門職である生活相談員にお願いして、自分に代わって説明してもらう場を設定してみてください。

利用者には、「施設にはきちんとわかっている担当者がいますので、一緒に話を聴きましょうね」というような対応で十分かと思います。そのようなことも知らないのか、理解していないのかと思われたくないというのは、人情としては理解できますが、介護保険制度の下で、公明正大に運営している組織である施設では個人の感情は禁物です。一つ間違えば、利用者を混乱させ、場合によっては大切なサービスを受けられなくしてしまうようなリスクは、勇気を持って回避すること、このことは大切な義務であることを銘記してください。

その勇気は、チームで業務を行なっている職員間でも生かせることが重要なポイントとなります。朝の申し送りやミーティングで、経験の浅い自分にとってわからない用語や情報が出てきたときには、わかったふりをせず、しっかりと質問する習慣が大切です。

ましてや、自分が頻繁に関わる利用者の病名や病状、対応の仕方などは、あいまいに放置すると、一つ間違えば利用者の生命に関わることもあるのです。

また、自分が報告しなければならないバイタルや数字は、確認をして、正確に報告することを心がけてください。たとえば、バイタルの報告の中で、血圧や脈拍数を測ったときに感じた異変などは、どんな細かなことでも報告するようにして欲しいと思います。不整脈があったのに、大した不整脈と違うからといった勝手な判断をしてしまうことで、心房細動などの危険な疾患を見逃すことになってしまいます。素人判断の怖さは、介護現場のいたるところに潜んでいますから、報告の正確さは上司、看護師などの医療専門職にとっての大切なギャランティ（業務遂行の保証）となるのです。特に、看護職員は、少数の専門職として、施設全体の利用者の健康を預かっていますから、担当職員のように日常頻繁に関われません。介護職員のみなさんの報告こそが、唯一の判断材料となることを強く意識してください。

ありのままを正確に報告するということは、事実のみを正しく伝えることであり、逆に言えば、推測や思い込みなどの主観的な判断を排除することを意味しています。時々、施設の申し送りで、報告者の語尾が、「○○だそうです」というような表現を耳にすることがありますが、このようなあいまいな表現は意識して避けるようにしてください。

申し送りや毎日の業務ミーティングなどで、よくわからない事項に出くわし、質問の仕方がわからないままに過ぎてしまうことがあるでしょう。その場合は、限られた時間で行なわれている性格を考えて、その場ではメモをするだけにとどめ、後からリーダーなど上司や先輩職員に時間を取ってもらった上で、質問をして、正確さを期す習慣を身につけていただきたいと思います。そのような習慣の積み重ねは、急変などの緊急事態に遭遇したときに、適切な対応を可能とする大切な基礎となってくるのです。「知らない」「わからない」は、放置せず、堂々と告げることで、必要な知識の獲得に繋がり、自身の成長に繋がるのです。

POINT▼わからないことを明確にすることで正確な知識が得られる

8 コミュニケーションの3つのコツは「聴く、話す&タッチする」

これまで、介護現場での「コミュニケーション技術」の重要性を述べてきましたが、ここではコミュニケーションの3本柱である、「聴く」「話す」「タッチする」について具体的にお話ししたいと思います。

現場でのコミュニケーションの方法は、この3つだけではなく、他にもたくさんあると思いますが、この3つこそ、うまく組み合わせて使いこなせれば、大きな力となります。「聴く」技術は、本書の最大のテーマですが、ここでは「聴く」ことの目的を明らかにしたいと思います。では、なぜ「聴く」ことが必要になるのでしょうか？ 荒廃した介護現場では、利用者に対する介護を無言で、相手の意思を確認もせず行なっているシーンを見ます。もちろん、このようなケースは例外ですが、「聴く」という動作が形式化してしまえば、聴いているつもりでも、自分自身の主観に流れてしまい、形骸化していることも見受けられます。

「聴く」ことの必要性は、言うまでもなく利用者のニーズを引き出すことです。ニーズを引き出し、確認することで、利用者に対する介護や援助が決まります。つまり、聴くことを通して、利用者から「話す」動作を引き出すのです。「靴を履かせてほしい」「トイレに連れて行って欲しい」など、わかりやすいニーズなら普通の会話として成り立ちますが、問題は、「喉が渇いている」というような自分の状態を伝えることは、要介護高齢者においてはかなり困難な表現になるということです。ここで重要なのは、援助者の観察力です。唇のひび割れや白ずみなど、明らかに水分補給が必要になっている状態を見抜く観察力をベースとして、適切な「聴く」動作に繋げなければなりません。「喉が渇きましたか?」という聴き方は、一見正論であるように見えますが、これでは、利用者の「話す」という動作を引き出せません。特に、要介護高齢者は、自身の体調の変化や状態に鈍感なことが多いのは、真夏に冷房もつけず、室内で熱中症になる高齢者の多いことなどからも明らかです。

では、どういう聴き方がよいのでしょうか? その利用者が、仮にコーヒーが好きであれば、「コーヒー飲みませんか?」、さらに「温かいのがいいですか、冷たいのがいいですか?」と続けましょう。「ああ、温かいのがいいねえ」と「話す」ことが引き出せれば、双方向のやり取りが成立したのです。いわば利用者が言葉にしにくいニーズに気づくこと、そのニーズを具体的に表現することで、「聴く」動作は有効性を発揮するのです。

「話す」という動作は、双方向のやり取りです。要介護高齢者への、話しかけで重要なポイントは、できるだけ、**一回の話しかけの中では一つのことだけを話すようにすること**です。「○○してから、△△しませんか?」というような連続した動作を促すと、要介護高齢者は間違いなく混乱します。急に立ち上がってお茶を飲もうとする、トイレに行くのを失念して失禁してしまうなど困った事態に繋がることもあるのです。

柔らかく、聞き取りやすい声で、繰り返し一つのことを話すと、利用者は話しかけられていることを認識して、聴くという動作が取れるようになります。大切なポイントは、繰り返して話すこと、それも毎度、初めてと同じようなトーンでゆっくり話しかけてください。わかるように話してくれる職員は、自分を理解して支えてくれる存在という認識を促して、信頼関係の基礎となっていきます。

さらに、このようなコミュニケーションのシーンで有効な力を発揮するのは、「タッチする」という動作です。「触れる」という動作は、スウェーデン発祥の「タクティール・ケア」という技法があります。10分程度相手の手などを手のひらで包み込むことで、穏やかな感情と痛みやイライラなどの緩和をもたらすものです。このように、「触れる」という動作は、用い方によっては、コミュニケーションの改善に大きな成果をもたらします。

しかし、認知症の方は不意に身体に触れられると、無意識の防御反応が働いて、拒否に繋がることがあるので、無理な接触は避けなければなりません。利用者が、心の中の思いを語り始めたときに、優しく手を握りながら、頷き、同意を繰り返していくと、利用者の情緒はみるみる落ち着き、強い信頼感を築くことが可能になります。「聴く」動作のときは、必ず相手の目を見て、適切な「相槌」を忘れないでください。

「触れる」「タッチする」という動作は、会話のときに限りません。たとえば離床介助のときにも、起き上がれた瞬間に、柔らかく背中を支えて体幹を押すことで、手の温もりを伝え、穏やかな気分を引き出し、立位を取るなどの次の動作に繋げることができます。

気をつけていただきたいのは、触れる部位です。手のひら、手の甲は、自然に触れられることに慣れているので問題はありませんが、顔面や頭部などは、幼児的な扱いに繋がること、無意識に防御反応を引き出してしまうことなどにより、決してお勧めできません。歩行介助のときなど、そのときの立ち位置には十分注意をしてください。

POINT▼聴いてニーズを引き出すことで介護や援助が決まる

9　認知症や失語症の利用者とのコミュニケーションの秘訣

言葉による相互のコミュニケーションだけが、コミュニケーションのすべてではありません。特に、重度の認知症の方とは、言葉のやり取りが成立しにくいですから、援助者本位の、前述した「指示が入らない」というような勝手な発想が生まれるのです。しかし、「触れる」という動作や声かけの方法によっては、立派にコミュニケーションが成立する可能性を感じていただけるのではないかと思います。

重度の認知症の方の理解には、先に触れた利用者の生活歴、職歴などのプロフィールやアセスメント情報などが重要になります。その方の習慣や嗜好、口癖、家庭内での位置や立場への理解等々が、アプローチへの重要な要素となるのです。仕事に生きがいを強く感じてきた人生では、妄想の中で、常に職場に身を置いているような意識で生活される方もいます。母親として苦労されてきた方は、子どもがまだ幼少期にあるという意識の方もいます。

認知症の方それぞれの独自の世界への理解が、コミュニケーションの入口となります。ここで大切にするべき援助者の態度は、利用者に対して徹底的に「受容」する姿勢を貫くことです。否定的な言葉や態度は、必ずコミュニケーションの拒否となります。「受容」するということは、利用者自身にとって、肯定された自由をもたらすことです。

私は、かつて重度の認知症である、男性の特養入居者とおつき合いをした経験があります。彼は、一家の大黒柱で公務員、二人の年頃の娘を養育し、守っているという、壮年時代の自分の中で生きておられました。夕方近くになると、仕事のこと、娘たちの安否を気にして、必ず、「わしは家に帰ります」と言って、施設を出ていかれようとしました。

私は、下手に目先をごまかすのではなく、「じゃあ、帰りましょう」ということで、車を用意して乗っていただき、ご自宅方向にお連れしました。しかし、自宅に着いてしまえば、高齢の奥様が困られるのは明白ですから、自宅近くで車を停め、「ご自宅がわからないので道案内をお願いします」と申し出て、困惑されたその瞬間をとらえ、施設に地図を取りに帰ることを提案します。そして、特に拒否はなく、施設に帰ってきます。彼は、私に二度手間をかけたとして、詫びてくださり、夕食をして、そのままその日を過ごしてしまわれます。

私は、結局この方を欺いたわけですが、この「受容」は、私に対する信頼感となり、彼は他の利用者に「この人は良い人だ。信頼している」ということを盛んに言われました。

頭ごなしの否定や目先の言い逃れは、認知症の方には通じません。「受容」することの威力をご理解いただけたのではないでしょうか?

失語症の方は、その失語となった原因が様々ですから、一様な対応方法はないと言えます。脳血管性の疾患による失語症は、しばしば認知症をも併発していることが多いので、そのケースは認知症の方への対応に近くなります。言葉での表現が理解していただける場合は、前述したような声かけから、コミュニケーションをスタートすればよいと思います。

脳梗塞や脳出血で、身体に麻痺が残り、失語になることもあります。その場合、認知症はなく意識がクリアな方も多く存在します。身振り手振りによる意思表示や、筆談によるやり取りが主なコミュニケーション手段でよいと思います。

その場合に、意識してやっていただきたいのは、「話す」という相互のやり取りによるコミュニケーションができないわけですから、より積極的に、より細やかに声かけや話しかけをするということです。一方的に話しかけるのではなく、本来利用者が同意の言葉を発するシーンに代わって、あえて同意を引き出すような言葉をかけるのです。たとえば、

「○○しましたよ。これでオーケーですか?」

など相手が望む動作をしたときに、自然に「相槌」や「頷き」を促すような言葉かけが望ましいです。いわば徹底的に利用者の言葉を代弁していくということでしょうか。

良好なコミュニケーションになれば、利用者の思いと異なる動作をしたときには、自然と「NO」という反応が返ってくるようになります。相手は話ができないからといって、こちらも無言でよいということではありません。その逆なのだ、という程度に考えてください。

認知症の方とのコミュニケーションの秘訣とは、結局、徹底的に「受容」することだと理解していただけたと思います。しかし、コミュニケーション手段が乏しい方とのコミュニケーションの取り方は、援助者からの働きかけが主になりますから、過剰な働きかけには充分注意していただきたいと思います。そこで大切になるのは、何度も言ってきましたが、援助者の観察力です。特に失語症で、寝たきりになっておられる方とは、まず観察力を健康状態の確認に集中してください。顔色、呼吸、手の動き、ベッド上の手足の位置などさりげなく観察して、自分の立ち位置を決めてください。そのとき、皮膚のちょっとした変化や目やに、手の動きなど、気になることを発見したら、必ず看護職員に報告してください。

POINT▼観察することで利用者の言葉を代弁していく

10 実は、「傾聴」は「聴く」ことがすべてではない

「聴く」という動作は、双方向のやり取りにつなげるための大切な動作であるということをお話ししました。しかし、依然、「傾聴」とは「聴くことである」という間違った理解が多く存在しています。とにかく、自分の考えを一方的に話すのではなく、まず聴けばよい、それから自分の考えや意図を伝えていけば問題ない、という理解のようです。そのような理解のもとでは、「傾聴」している間、実は援助者の心の中では、切り返し方や反論を考えていることが多いのです。

重度の認知症の方とのコミュニケーションでもお話ししましたが、何も認知症の方にとどまらず、利用者とのコミュニケーションにおいては、「受容」と「容認」が大切な要素となります。

何のために「傾聴」するのか、それは、**反論や否定を返すためではなく、「受容」と「容認」を援助者の中に作りあげるため**なのです。利用者の真のニーズというものは、ときには複雑で、言葉で「○○して欲しい」と言っても、実はそれほどして欲しいわけではなく、心の中に蓄積したストレスの発露であったりするのです。言いようのない不安感やイライラ感の表現として、「○○して欲しい」という要求となり、結果、その出来栄えに「毒づく」「不満を言う」などの反応になるのです。しばしば、援助者は、このような反応に接したときに、「せっかく心を込めてしたのに、何を言うのだろう?」とか「人の気持ちもわからないのか?」といった反応をしがちです。

単純に、「傾聴」を「聴く」という動作の理解で終わってしまえば、このような過ちに陥りがちになってしまいます。「傾聴」というものは、いわば**利用者の真のニーズに迫る方法の一つ**であるということです。現実の介護現場のシーンでは、利用者から積極的に話しかけてくるということは、むしろ少ないと思います。現実は、援助者の側から働きかけるというのが通常ではないでしょうか？　だから、「声かけ」というものが介護現場では重用されているのです。

援助者の側から働きかけるということは、多くの介護現場で経験しているように、ときには一方的で、援助者の都合で行なわれがちになるという過ちに繋がります。そのような現場では、しばしば、利用者は介護職員側の都合で、ホールに放置されたり、必要以上に長く待たされたりするという弊害を生んでいます。

では、「傾聴」とはどのようなアプローチから始めればよいのでしょうか？

残念ながら、「傾聴」には、これといった決まったアプローチは存在しません。人間同士のコミュニケーションに決まった型がないように、「傾聴」にも決まった型というものはありません。先にも強調しましたが、援助者にとって大切な資質は、その観察力です。アプローチを考える際には、まず、対象の利用者の状態をしっかりと冷静に観察することが重要です。利用者の健康状態が思わしくないときに、健全なコミュニケーションは成立しません。また、認知症の周辺症状が強く出ているときなども同様です。

日常で、私たちは、朝いちばんに家族と顔を合わせれば、「おはよう」というあいさつをしますし、食事のときには「いただきます」を言います。実に、自然なコミュニケーションの中で生活をしているのです。利用者にとって施設とは生活の場です。生活の場で、自然な関係性を持ち込むことは、決して難しいことではありません。次章では、そのような現実のシーンの中で起こる事柄について、どのように対処していくのがよいか述べますので、そこで詳しくお話ししたいと思います。

つまりは、「傾聴」という行為は、「聴く」動作を意味するのではなく、「コミュニケーション」の一つの形態であることを理解していただけたと思います。また、「傾聴」は、利用者との対峙のための技術ではないということも明らかになったと思います。施設という生活の場で、朝には朝の、昼には昼のアプローチというものが存在します。援助者は、ごく自然に利用者への関心と観察を凝らして、真のニーズをつかみ取る、そのようなイメージでアプローチしていただきたいと思います。

要介護高齢者は、自分から進んで日常生活の様々な事象に取り組み、解決できない存在であるからこそ、援助者からの具体的な支援を望んでいるのです。これまでに述べたように、利用者の要望をかなえること、自己実現を支援することに援助の目的があるならば、「傾聴」というものは、双方向のやり取りの大切なツールなのだということがおわかりいただけたのではないでしょうか？　また、利用者が認知症や失語症の方であっても、必ず「相槌」を適切に使うことをしっかりと理解しておいてください。「相槌」の打ち方一つで、スムーズな介助が可能になることもあります。「相槌」と「頷き」は、異なるものだということも理解していただきたいと思います。「相槌」は、「同意と承認」、さらには「共感」の表現であるのに対して、「頷き」は同意でも共感でもないことが多いものです。

POINT▼傾聴により、援助者の中に「受容」と「容認」を作りあげる

11 結局、介護は「コミュニケーション技術」で決まる

これまで述べてきたように、介護の現場では「コミュニケーション技術」が重要であることがわかったと思います。また、「傾聴」の技術も、その大切なツールとなることも理解いただけたでしょう。

私は、現場で働く介護職員の方々は、基本的に「援助者」であると考えています。しばしば、介護現場は、介護が自己目的のようになって、介護者本位の都合で運営されてしまい、利用者不在のような施設を見受けたりします。「介護者」という位置づけでメディアなどでは、法的に根拠のない「介護士」という表現を用いたりしています。このことは、利用者は「介護を受ける人」として固定され、偏った位置づけを与えられているように思えるのです。国家的な資格を付与されているわけではないのに、勝手に「介護士」と表現することは、決してよい傾向には思えません。

私は、介護現場で働く職員は、生活相談員や看護職員を含めて、すべて「援助者」であると考えています。利用者自身の自己決定と自己実現の努力を、介護や相談を通して「援助」するという存在なのではないでしょうか？

されるがままの「要介護者」とは、単に面倒をかけて、生かされている存在でしかない、そのような利用者の主体的な姿の見えない介護現場は、あまりにみじめに見えてきて仕方ありません。

それぞれの利用者が、自分の意思を持って、自分らしい生活を営むことにこそ、援助の持つ意味が明確になるのです。また、援助者であるという自覚が持てることは、職場に対して、介護職員にとって働きがいや人間的な成長を感じて、改めて誇りを持てるのです。

とりわけ、認知症の利用者に対しては、その方が重度であっても必ずしっかりした自分の意思が存在しますから、その方に意識して目線の高さを合わせ、しっかりした「援助」を組み立てることが重要だと言えます。「コミュニケーション技術」は、このような一見してコミュニケーションが困難と思える利用者にこそ、有効なワザだと言えるのです。

「傾聴」、「聴く」技術は、決して会話の技術ではありません。何度も言ってきたように、利用者の真のニーズに迫り、引き出すための重要なアプローチの技術でもあります。そして、相互のやり取りを通して、その利用者の望むことをかなえる大切なワザなのです。そのために、「援助者」としての鋭い観察力が不可欠であることも強調しました。

しっかりした観察力は、その利用者が置かれている状態や何気ない動作の中から、その時々の必要な援助対象を引き出すことができます。たとえば、訪室したときに、利用者が仮にベッドから降りようとしていたとします。特養では、現状は要介護3以上の利用者ですから、その担当者は、その瞬間「危ない」と感じます。ベッドに戻ってもらわないといけないと考えるでしょう。しかし、それだけで終わりでしょうか？　そこで、安全にベッドに戻る介助をして終わりであれば、介助者のための介助でしかなかったということになります。

その利用者は、なぜベッドから降りようとしたのでしょうか？　よく、特養などの介護施設では、ベッドの下に「離床センサー」を敷いているのを見かけます。私は、「離床センサー」

を否定するつもりはありません。問題なのは、利用者のニーズや動きを小まめに把握するために利用するのではなく、ベッドから降りる動作を阻止するため、転落を防止するためだけに使用するなら問題だと考えています。逆に、このような利用の仕方は、転落事故を誘発します。機械に安全を委ねてしまい、「センサー」がトラブルを起こしたときに全く無力となるからです。機械は故障もしますし、コンセントが抜けていたということも日常的にあり得ます。センサーが鳴らなければ、訪室しないことになってしまえば、それが大きな「死角」を生みます。

さて、利用者がベッドからなぜ降りようとしたか、その動機を把握していたのでしょうか？その利用者にとってどうしても気になるもの、対象がベッドから離れたところにあるとしたら、ベッドに戻せても、必ずまた降りてこようとされるでしょう。そこで、利用者の思いを共有できていないとしたら、結果として、「センサー対応」とするか、対応困難者としてレッテルを張るのがおちだと思います。見事なコミュニケーションの断絶を生んで終わり、その利用者はまた一つ、小さな自由を失うことになります。

「傾聴」の習慣、つまり、その利用者のニーズに迫る「援助者」としての姿勢があれば、その利用者は望みをかなえ、満足感のある時間を享受できるのです。「コミュニケーション技術」の重要さは、利用者の生活の質に大きな影響をもたらす大切な「技術」にある、と強く意識していただきたいと思います。「援助者」として、「聴く」技術を磨き、利用者の生活を支えるだけでなく、自己実現を支援する、質の高い援助をめざしてください。

POINT▼介護現場で働く職員は〝援助者〟と考えよう

第2章
「聴く技術」が活かせる介護現場の13のシーン

【シーン1】あいさつは、やや高いトーンで、柔らかく声をかける

日常のコミュニケーションの中では、あいさつは重要な要素であることは、誰でもおわかりのことと思います。朝起きてきて、家族と顔を合わせて「おはよう」を言わない人はいないでしょう。

私が関わった社会福祉施設の一つで、朝の出勤時に職員同士が、一部の職員を除きほとんどあいさつをしない施設がありました。その光景は、実に驚くべきものでした。上司や年長者が、「おはようございます」の声をかけても、軽く頷く程度、ほとんど無視するようなその職員たちこそ、利用者の支援を仕事にしているのです。後日、そのあいさつもまともにできない職員が、利用者に報告やあいさつ（！）を強いている姿は異様にすら見えました。案の定、職員間のコミュニケーションは自分本位に流れ、ときに職場の規律をも無視したわがままなものさえ見受けられました。改善を促して、新人や経験年数の新しい職員は、気持ちのよいあいさつができるようになりましたが、一部のベテランは相変わらずで、問題を残しました。

特養の現場では、あいさつというと、利用者に耳の不自由な方が多いということもあってか、大きな声で元気よく、というスタイルが定着していると思います。明るく元気な職員の対応は、見ていて気持ちのよいものですが、場違いな大きな声は考えものです。大きな声は、実際にパワーを感じるもので、利用者によっては大声のあいさつは、ただガンガン響くだけのこともあります。

特に朝は、起床したばかりの利用者や穏やかにお茶をしている利用者がおられるわけですから、「おはようございます」を大切なコミュニケーションとして考えるのであれば、声のトーンには充分に注意を払う必要があります。職員が明るく元気であることは、利用者に気持ちのよい影響をもたらします。

しかし、元気さは声の大きさではありません。そこで大切なことは、声を発する〝人間の表情〟であると思います。あいさつは大切なコミュニケーションですから、言葉の内容を伝えることではなく、自分の思いを伝えることこそ重要ではないでしょうか？

豊かで穏やかな笑顔の「おはよう」を伝えることができれば、相手の利用者は必ず、同じような笑顔で「おはよう」を返してくださいます。極論すれば、声に出さなくても、笑顔を交わすだけでも充分なのかもしれません。

せっかく声に出して、「おはよう」を言うのですから、声のトーンに注意してください。低い声は、難聴者にはほとんど聞こえていませんし、元気さも伝わりません。キンキン響く高い声も考えものです。穏やかに、やや高いトーンの声が適切ではないでしょうか？　それに、目上の方々ですから、「おはようございます」が適切なのは言うまでもありません。

また、早口やぼそぼそした聞き取りにくい声ではなく、はっきりした言葉で伝えることが大切ですが、強い調子は好ましくありません。柔らかな言葉遣いが望ましいと思います。柔らかな言葉は、こわばった顔からは出てこないものです。柔らかな言葉は、やはり柔らかな笑顔から出てきます。出勤して来たときに、自分自身でモチベーションのギアを一段上げて、柔らかな笑顔を作るように心がけてみてください。きっと、自分も気持ちよさを感じるでしょう。

あいさつが必要なシーンは、もちろん朝だけではありません。時間的なあいさつは、こんにちは、こんばんはと続きますが、1日の生活が動き出してからのあいさつというものは、朝のあいさつのように「やや高いトーンで、柔らかく」のように一様ではありません。活動のシーンにより、さまざまなバリエーションがあり得ます。

ここで、介護施設の中や利用者とのあいさつの言葉の共通点は、そのテンポにあると言えるでしょう。**意識してゆっくり声を出すことを心がけてください**。聞き取りをする能力や言葉の内容を理解するスピードは、高齢者は若年者ほどスムーズではありませんから、ゆっくり、はっきりをポイントにするとよいでしょう。

デイサービスなどでは、朝のあいさつに限らず、食事や入浴を呼びかける際に、きりっと全体の意思と行動を統一する必要性がありますから、やや強めの発語で、明確な言葉を遣うのがよいと思います。「おはようございます。これから入浴が始まります。順番にご案内しますから、席でしばらくお待ちくださいね」というような、明確で、事務的な響きもよいときがあります。

あいさつと声かけは、絶対に背後から行なってはいけません。不意に背後から声をかけられて、驚かない人はいないでしょう。複数の方々に同時に声をかけるときも、必ず前から、一人ひとりの表情と目を見ることを忘れないようにしてください。全体として、柔らかく、心持ちゆっくりめで、はっきりした発音は、いつでも共通の約束事です。

POINT▼意識してゆっくり声を出すことを心がける

【シーン2】返事は、必ず「言葉」にして、ゆっくりと話す

利用者は、よく職員を観察しているものだということを言いました。職員は忙しいものだとよく理解している利用者が大半だと思います。ですから、利用者が職員に用事を依頼したいときには、しばしばそのタイミングをみはからっているものです。重度の認知症の方でも、そのような配慮はあったりします。目の前で、バタバタ忙しそうに動き回る様子は、認知症の方を不安にしたりすることもあります。

しかし、介護職員なら誰しも「兄ちゃんは今、忙しいねえ。○○して欲しいけどだめかなあ」というような遠慮気味な問いかけに接したことがあると思います。

そのように、利用者にとっては、職員への呼びかけは大変なものであるということを理解した上で、「問いかけ」に対する「返事」というものを考えてみましょう。利用者の要望というのは、その切迫状態や認知症の程度により異なるだけでなく、ときには寂しさの表現ともなり、様々な心象風景を背景にしています。したがって、その「返事」というものは、背景をしっかり踏まえたものである必要があります。居室を訪れたタイミングで、「○○を取って欲しい」という単純な事柄であれば、取って「ハイ、どうぞ」で済みますが、利用者はときには複雑な表現をされることもあります。居室でリネンを交換していたり、洗濯物を収納していたり、何か目的を持った動作をしているときに、声をかけられるのは背後からというシーンが結構あります。また、何度も同じことを、繰り返し繰り返し言われることもあります。

そのようなときに、〝背中で頷いている〟というようなことはしていないでしょうか？「ああ、また言っている」というようにあしらう態度になってはいませんか？　介護職員は業務の細かな内容に追われ、限られた時間の中で処理してしまわなければならないことが多いものです。これをして、あれをしてという段取りを心の中で思いながら、業務に励んでいると思います。その多忙さは充分に理解できるのですが、このようなときこそ、実は貴重な「コミュニケーション」のタイミングでもあるのです。

業務に追われているときに、手を止めて、正面から利用者と向き合うことはなかなか難しいものです。考えている業務の段取りが、めちゃくちゃになるリスクを侵してまで、向かい合わなければならないと言うつもりはありません。しかし、かけられている言葉の内容から「具体的な要望が感じられたとき」に、背中を向けたまま言葉もなく頷くだけで応えるというのはいただけません。

身体を動かしながら、必ずタイミングを見て、利用者のほうを向き、声に出して「返事」を返してくださいい。理解できることだと思いますが、背中だけしか見せずに返事することは、利用者にとって、結局、無視されたという思いに繋がります。職員の忙しさを理解して、遠慮しながら声をかけたのに、ということなのです。

必ず、利用者のほうを振り返り、言葉で明確な「返事」を返すことが重要です。利用者の要望が強くても、また、すぐには無理なことであっても、はっきりとした意思と内容を返す必要があります。その際には、否定で応えてはいけません。「ダメですよ」「無理を言わないでください」では、その時点でコミュニケーションが断絶してしまいます。

前にもお話ししたように、援助者の基本姿勢は「受容」にあります。「わかりました。○○

ですね。これが片付いてからなら大丈夫ですよ。待っていただけますか?」などの状況を正確に、丁寧に説明する必要があります。認知症の方に対しても、同様であることを銘記してください。「どうせ、言っても理解できないか、すぐに忘れてしまうから」という勝手な判断は禁物です。

双方向のやり取りにこそ、コミュニケーションのポイントは存在します。認知症の利用者が、理解できてもできなくても、すぐに忘れてしまうとしても、きちんと説明することが肝要です。話された内容が仮に頭の中に残っていないとしても、きちんと話してくれたという事実は、はっきりと記憶に残り続けるのです。

ある精神科で「物忘れ外来」の診察に立ち会ったことがありますが、そのドクターは重度と思われる認知症の患者さんに、家族に話すのと同様の詳しい説明をされていました。理解できていないのにと思いましたが、後日その患者さんから、「○○先生は、いい先生だ。私はすぐに忘れてしまうし、よくはわからないのに、一生懸命こんな私にも説明してくださるから、とてもいい先生で好きなんですよ」という言葉を聞かされてなるほどと思いました。

介護職員が、業務に追われ、忙しいタイミングの中で、利用者から話しかけられたときにこそ、必ず利用者に向き直り、丁寧に、今できることとできないことを告げ、「言葉」で返す習慣を身につけていただきたいと思います。せっかちに、「忙しいんだから」という態度は利用者を委縮させてしまいます。笑顔で、ゆっくりと話をしてください。もし、すぐに対応するべき要望でしたら、リーダーや上司を呼んで、協力を求めて欲しいと思います。施設長でもかまわないくらいです。自分の思いを大切にされた、それが利用者の信頼感ですから。

POINT▼ “背中だけで返事をする”のはムシされたと思われる

【シーン3】介護拒否にあったときに必要なスキルとは

ここでは、介護現場でしばしば出会う、「拒否」への対応をお話したいと思います。介護職員なら誰しも経験していることです。オールマイティのベテラン、主任クラスの方でも「拒否」にあうことはよくあることなのです。お互いに人間ですから、相性というものがあることは否定できません。

「拒否」に対して、職員の対応の仕方は、大きく2つに分かれてきます。ひとつは、**「拒否」されたのだからと、そのことを認めて放置する**場合、もうひとつは、**「拒否」を「拒否」として額面通り受け止めず、積極的な対応を心がける**場合です。ここでは、なかなか難しい対応となります。私は、この2つの対応のどちらが正しいというつもりはありません。状況によって、使い分けがあってよいと思います。

なぜ、この2つを使い分けるのかというと、**「拒否」には必ず拒否する原因がある**からです。認知症の方ならば、周辺症状の悪化やその影響から、理不尽な拒否もあり得ます。このような場合は、それ以上押し付けたりはせずに、放置してよいのです。問題は、正当な要求をきちんとわかるように説明した、それなのに「拒否」されたという場合です。

「拒否」の事例で、よく目にするケースは「入浴拒否」ではないでしょうか？　特養など介護施設では、基本的に週に2回の入浴が基本となっています。「入浴拒否」というと、おそらく認知症の方のケースを思い浮かべるかと思います。しかし、「入浴拒否」は認知症の利用者だけとは限りません。生活習慣や生活のこだわりなどからも「拒否」は生まれてきます。

さまざまな拒否理由があるので一般論としては言いにくいのですが、ここでは「拒否」への対応ということで話をしたいと思います。認知症などでは、入浴拒否の原因として、衣服を脱いで無防備になる不安感などがよく説明に使われています。水を怖がるということではありませんが、熱いお湯が直接肌に触れる違和感、不快感もよい思いに繋がらないことなども拒否の理由になるものです。

では、このような場合にはどのように対応したらよいのでしょうか?

「拒否」のシーンは、おそらく2通りになると思います。最初は、居室などで、入浴に誘うケースです。「今日はお風呂の日ですから、これからお風呂に行きましょう」と誘いかけたとき、たいてい拒否の理由は、「今日はしんどいからやめておきます」「この前に入ったから、今日はいいです」のような回答が返ってくるでしょう。その場合、たいてい介護職員は「そう言わないで、お風呂に入りましょう、気持ちいいですよ」という常套句で応えると思います。そこからは、入れ、入らないの押し問答が続くのが目に浮かびます。

援助の基本は、繰り返し言いますが「受容」にあります。嫌なものを押し切ることはできません。**強制された感は、今後もっと強い拒否に出会う可能性に繋がります。**このような場合は、入浴してくださいは通じませんので、諦めて、別の行動を進めるようにします。

ここで、入浴の目的を考えてみてください。第1は、心身のリフレッシュ、第2は、身体の保清と血液循環の改善、第3は衣服の更衣、第4は皮膚観察、第5は傷などの保護交換などではないでしょうか。

これらを考えると、入浴に代えて、重要な項目だけでも満たすことができたら十分だというふうに考えを変えればよいと思います。ですから、気分転換にもなる、更衣による保清にもなると考えて、着替えを進めてみます。衣服を替えるだけでも、十分に気分転換となりますし、肌着の交換ができたら、その際に皮膚観察をしっかりと行なうこともできます。熱いタオルで顔を拭う、ついでに足浴でもできれば十分に保清という目的も達することが可能です。

3大介護を目的化せず、その利用者の状態に応じて柔軟に対応することを前提にすれば、「拒否」は、一つの利用者の選択の権利として尊重することも可能となるのです。

ただ、「拒否」で最も困るものは「拒薬」です。脳梗塞の予防薬であるとか、糖尿病、高血圧や心不全の治療薬などは、拒薬は健康状態や生命に関わることになりますから、相当な知恵を絞って対応することが必要です。「拒薬」で気をつけたいのは、拒薬する理由が効能への不信や本人に病識（＝自分が病気であるという自覚）がないなどがありますので、この場合は医療機関や医師との連携が重要となります。それ以外は、目覚めたばかりで喉が反応しない、錠剤やカプセルが飲み下しにくいなどがありますから、看護職員などの医療職や主治医とよく相談して、対応を考える必要があります。

「拒否」に対しての対応は、**「拒薬」などの健康状態や生命に関わる場合を除いて、むしろ寛容に「受容」の姿勢で臨むことがベター**だと思います。散歩に行こうと称して、浴室に連れて行くような詐術を用いると、それは騙された、裏切られた、バカにされたなど決してよい結果はもたらしません。基本はあくまで本人の納得を得ることにあります。

POINT▼「拒否」には基本的には寛容に受容の姿勢で臨む

【シーン4】コミュニケーションが一方通行にならない〝合いの手〟の入れ方

利用者とのコミュニケーションの在り方では、双方向のやり取りが重要であるということを強調してきました。しかし、現実の介護現場の中では、時間に追われるような忙しさによって、ついつい「一方通行」のコミュニケーションになりがちであると思います。

入浴介助や食事介助のシーンで、〝声かけ〟をせずにお湯をかけてしまったり、利用者の〝意思を確認しないで〟勝手に食べ物を口に運ぼうとしたり、ということはありませんか？

私は、この状態を「意識が流れる」と表現しています。**人間ですから集中力が持続しない、あるいは途切れることはしばしばあります。そのときに、忌まわしい「事故」を誘発してしまうのです。**このことを防止するために、私は「合いの手」を入れることをお勧めしています。**「合いの手」というのは、何も声に出して発言することではなく、一つひとつの動作、シーンの変わり目に、確認を込めて心の中で「よし」と「合いの手」を入れることで充分です。**

「意識が流れる」というのは、このような事故に繋がりそうなケースだけではなく、利用者とのやり取りの中でも無意識に起きていることがあります。それは、利用者と言葉のやり取りをしているときにでも起こり得ます。そのことを防ぐ重要な手立ては、実は「観察力」なのです。利用者との関わりは、援助者にとって〝観察が十割〟と言っても過言ではありません。利用者のわずかな変化でも、敏感に反応できる資質を磨く必要があります。

私は、「合いの手」は、利用者と援助者との間にできた隙間をふさぎ、支えるコミュニケーションの大切な道具であると思っています。

入浴介助などで、洗身を終えて、洗髪に入りたいとき、「ああ、さっぱりしましたねえ、さあ、頭を洗いましょうか？」などの同意の気持ちを、促しとともに表現してみることは、利用者に満足感とともに、次の動作に移る心構えを促すことにもなります。自分で、耳をふさぐなど次に繋がる動作に自然と誘導できたりします。これが、タイミングを心得た自然な「合いの手」となるのです。

「意識が流れている」ときには、この観察力と言葉が滞り、利用者との間の自然な流れが途切れてしまいます。ベテランの介護職員であれば、この「合いの手」が自然と出てくるので、無意識に観察力が生かされています。このような訓練は、実は、利用者との「雑談」の中に隠れています。

私は、時間があれば、積極的に利用者と雑談をするべきだと考えています。はたから見れば、だべっているように見えるシーンこそ重要なものであると思っています。利用者との他愛ないおしゃべりすら存在しない介護現場には、殺伐としたものを感じてしまいます。そのような施設に限って、デイホールやユニットのリビングに、いつ見ても利用者の姿がないのです。

言うまでもなく、言葉のキャッチボールは利用者にとって脳のトレーニングにもなります。大脳の理性や感情、思考力を司る部分を刺激して、その社会性を生き生きとさせてくることがあります。職員との会話が楽しめるのは、認知症の方でも同じです。妄想の中で生活されている認知症の方であっても、窓の外の景色はご覧になれますし、廊下を行く職員は人の往来と映っています。かみ合わないような会話に見えても、綺麗な青空は「きれいですねえ」で通じますし、「ほんとだねえ」と返ってきたら、充分に言葉のキャッチボールが成立しているのです。

これらのコミュニケーションが大切な理由は、利用者との関わりを持ち続けることが、利用者の「引きこもり」を防止することに役立つからです。最近は、特養はユニットケアが主流ですし、介護付き有料老人ホームでも、サービス付き高齢者向け住宅（サ高住）でも、個室対応が基本ですから、個室が自身のプライバシーを守れるスペースというメリットだけではなく、「引きこもり」の場となってしまうリスクがあります。現実に、多くの施設では、日中デイホールやリビングに人影のない、閑散とした光景をよく目にします。

「引きこもり」は、認知症の進行を速めますし、生活の範囲を狭めてしまい、生活に必要な自立した身体能力や意欲を減退させてしまいます。他の人間とのコミュニケーションは、人間が生きていくための社会性を維持するのに不可欠ですし、意欲と活気をもたらします。

更衣を気にしなくなる、食事の時間がルーズになる、入浴を嫌がる、すぐにベッドで臥床してしまうなどは、危険なサインですから、担当者のみならず職場の単位で対応をしっかり協議しなければなりません。

そのためには、規則正しい生活のリズムを守ること、外出など外気に触れリフレッシュすること、適度な運動を取り入れることなどが欠かせません。特養のユニットなどでは、おしぼりたたみやテーブル拭きなどの簡易な清掃を頼み、役割を持っていただくのがよいと思います。人間が社会性を維持する動機となるのは、集団の中で自分自身の役割を持ち、人の役に立っているというモチベーションを持ち続けることにあるのは、承知のことだと思います。

POINT▼観察力を身につければ自然と〝合いの手〟が出てくる

【シーン5】声かけには、意識して傾聴のスキルを活用する

「一方通行」の介護や援助は、前述したように、利用者から生活の意欲を奪い、「引きこもり」をもたらすなど、施設の中で一人「孤立」したような状況すら招いてしまいます。介護の世界に入って、最初に教えられたことは、「声かけ」ではないでしょうか？

初心者の頃、無言で食事介助をしていたりすると、「声かけ」をしながら食事を口に運ぶように注意を受けたと思います。

私も施設と関わる仕事をしてきましたので、食事介助のシーンをしばしば目にしてきました。教科書通りに「声かけ」をしながら、食事介助をしているのはいいのですが、「次は、おひたしを食べましょうね」と声をかけてはいますが、利用者はそっぽを向いているか無反応。でもスプーンを半ば強いるように唇の間に持っていき、口腔内に押し込む姿を見ます。反射的に利用者は、口を開いて食物を口に入れる……。確かに、このことも食事介助の技術ではあります。しかし、決して利用者が楽しんで食事をしているというシーンではありません。もちろん、介助者側の理由もよく理解しています。朝食ならば、次が入浴であるとか、夕食ならば、厨房の洗い場に時間制限があるとか、ゆっくり時間をかけていられない事情は必ず存在しています。

たとえば、ある特養では、多床室の従来型ですが、食堂をカフェテリアにして、利用者に好きなものを好きなだけ食べていただけるようにしています。むろん、特養ですから、要介護度も高く、自身で料理を取りに行ける方は少数で、多くは職員が利用者に代わって、食事を取り

分けています。職員は、その利用者の好みや摂取量を把握しているので、残食は非常に少ないとのことです。また、このカフェテリアの特徴は、食事の終わり時間を決めていないことです。ときには、昼食の終了が午後2時を回ることもあるとか。こうすることで、利用者にゆっくりと食事を楽しむ時間を持ってもらえるのです。

ところが、昼食ならば12時きっかりに食事が始められるように、追い立てるような食事誘導をしている施設をよく見ます。すべて、それらは介護者サイドの都合であり、利用者に選択の余地を与えていません。朝食などは、不眠で起床の遅くなった利用者は、朝食時間に間に合わなかったということで、欠食扱いにされてしまいます。規則正しい生活のリズムとの調整の中で、利用者の意思決定の自由を尊重することは重要だと思います。「声かけ」の大前提として、施設全体の運営の在り方には一考を要すべきではないでしょうか？

さて、「声かけ」には、意識して「傾聴」のワザを持ち込むと、かなり有効な「声かけ」を実施することができます。「傾聴」のワザとは、これまで述べてきたように、双方向のやり取りを可能とすることです。私たちは、家庭でも、友人との外食でも、食事そのものを楽しむだけでなく、会話を楽しむことも重要な要素になっています。施設における食事も同じではないでしょうか？「声かけ」を双方向のやり取りに持っていくには、利用者との楽しい会話ややり取りとなるように工夫する必要があります。「○○しましょうね」と言って、勝手に必要な動作に入ってしまうことも現場ではよくあることだと思います。

援助者に必要なことは、その観察力です。訪室して、「おはようございます」のあいさつを済ませて、いきなり「○○します」ではこの観察力を生かしたことにはなりません。私たちが、同じ人間でありながら昨日と今日では必ず違うように、**利用者も昨日と今日では、小さくても変化があるはずです。**観察力が生かされていれば、前回に会ったときとの変化に気がつくはずです。あいさつのあと、「今日は目がはっきりして、お元気そうですねえ」とか「素敵なパジャマですねえ」とか、発見したことを素直に言葉にして話しかけるだけで、必ず「あなたも元気そうだねえ」などの言葉が返ってきます。

言葉でなくても、笑顔で頷かれることもあるでしょう。「昨日はよく眠れたんですねえ。いい夢を見ましたか？」など心地よい回答をしやすい雰囲気ができたら、双方向のやり取りが始まります。会話にならなくても、援助者の動きや思いを表現して伝えるだけでも、双方向のやり取りが可能になります。

観察力を生かせば、機嫌のよさ、動作の俊敏さなどが見てとれますから、様子を見ながら次の言葉を引き出す「声かけ」を繋いでいきます。目的が食堂への誘導であったとしても、この回り道のような「コミュニケーション」を取ることによって、相互の理解ができ、比較的抵抗なく必要な動作に誘うことが可能になるのです。また、日々のこのような「声かけ」と相互のやり取りの習慣ができてくると、急いでいてそのような会話ややり取りの余裕のないときでも、逆に積極的な協力を得られるものなのです。

「声かけ」から「傾聴」へ、次々に積極的な利用者の動きを引き出せるためには、利用者が答えたくなるように、「それで？」というような、援助者からの興味と関心をぶつけてみることです。

POINT▼観察しながら次の言葉を引き出す「声かけ」を行なう

【シーン6】声かけは、その場の状況に合わせて声のトーンを変えてみる

ここまで、「声かけ」の在り方は、傾聴のスキルと密接な関係にあるということを理解していただけたと思います。しかし、施設での利用者の生活には様々なシーンがあり、いつでも「傾聴」のスキルが有効というわけではありません。大切なことは、シーンによって「声かけ」を上手に使い分けることです。そのためには、援助者のスタイルが問題になります。要は、「声かけ」のスタイルを、シーンに応じて使い分けられる、そのためには「声かけ」とスタイルの使い分けの技術が自然に身についたものとなっていることが必要なのです。

車イス介助をするときに、いつでもきちんと声かけをして押しているでしょうか？ 背後から声をかけていませんか？ ちゃんと前から、利用者の足がフットレストにきちんと乗っていることを確認して、声をかけていますか？ 車イスを停めるとき、車イスの前輪が外向きになった状態にしてブレーキをかけていますか？ いずれも、不測の事故を防止するための基本動作です。街かどで、時々、介護実習でしょうか、集団で車イス介助の実習をしているのを見かけることがありますが、信号や街角でストップするときに、ブレーキをかけない、前輪を内向きのままにした状態で、車イスから手を離したりしているのを目にします。一体、何を教えているのか、何を学んできたのか、大いに疑問を感じることがあります。**技術の表面だけを学んで理解したつもりになると、「なぜ、そうするのか？」という基本の理屈がまったく身についていないことが多いものです。**「声かけ」一つを取り上げても、このように様々な基本技術の

問題に行き着くことがあるものなのです。

基本に忠実に、きちんとした「声かけ」ができれば、次はシーンに応じたバリエーションを身につける番です。**「声かけ」の基本とは、常に寄り添うようなものでなければなりません。**入浴介助の中で、頭髪のシャンプーを流すときに、お湯をザバザバかける人はいないと思います。耳に水が入らないように丁寧に洗い流すでしょう。それは無意識に自分に置き換えて感じているからです。これが寄り添うということです。**相手の気持ちや立場に無意識に立てることが、実は介護の根本にあります。**それは同情という他人行儀なものではなく、一体感を感じることでもあります。そのような感性の中からは、適切な「声かけ」が生まれてきます。これが理解できると、シーンに応じたバリエーションを身につけることはさして難しいことではなくなります。自分自身の感性が、家族にするのと同じように、自然な行動に導いてくれるのです。

そうなれば、シーンに応じて声のトーンに変化が生まれてきます。意識して声のトーンを変えるというよりも、自然とトーンが変わればしめたものです。また、言葉の使い方にも変化が出てくるはずです。入浴介助のときに、くどくど話しかける人はいないでしょう。身体を洗っているときは、「気持ちいいですか」「かゆいところはないですか」という言葉が自然と出ますし、言葉遣いは柔らかくなっていると思います。シャンプーなら、流しながら「もうすぐ終わりますからね」の言葉が出てくるでしょう。

大事なことは、声に出して寄り添うことです。声のトーンが変わるときには、実は自然と姿勢も変化しているはずです。車イスを物を押す感覚でいると、先に注意したような基本がおろそかになります。寄り添う気持ちが自然ににじみ出てくると、「声かけ」は、利用者の前に回って膝をついた丁寧で柔らかな形で、自然にできていると思います。また、「声かけ」の応用として、先にお話しした「引きこもり」を防ぐ方法として有効でもあります。

「声かけ」が、どのシーンでも自然にできていれば、「引きこもり」になりかけた利用者をデイルームに引っ張り出し、雑談に花を咲かせることも可能となります。出てきてくださいではなく、出てきたくなるような「声かけ」の工夫が生まれるでしょう。人生の大先輩の、趣のある昔話も出てくるかもしれません。

介護現場を見ていて、居室にこもること自体を利用者の意思として、どうも諦めて考えているような風潮があると思えてなりません。むしろ、手がかからない分、他の仕事ができるくらいに考えていませんか？　居室のベッド上が、その利用者の唯一の居場所であるとしたら、あまりに寂しいとは思いませんか？　グループホームのような小規模な施設でも、午後の時間帯によっては全員居室にこもっているのを見たことがありますが、そこでは個々の利用者の居場所づくりがきちんとできていないのを感じます。

要介護高齢者は、なかなか積極的に自分の居場所を作り出すという能動的な活動には慣れていません。その理由は、在宅からストレートに施設に入居しないケースが多いからです。病院や慣れないショートステイなど、居場所の持てない施設からの利用者が多いからです。だから、介護職員は意識して、この「居場所づくり」を心がけていただきたいと思います。新しい「居場所」を作り、新しい「声かけ」のトーンなどで積極的に利用者を動かせるようになれば、居室以外の生活の場が生まれてきます。

POINT▼声に出して、常に〝寄り添う〟ことが大切

【シーン7】相談のサインを見逃さない目配りの仕方

ここまでは、利用者に対する援助者の側からのアプローチを主に話してきました。この項目は、生活の場としての施設における、利用者からのアプローチについてのお話しをしたいと思います。現実には、要介護高齢者である利用者からの積極的なアプローチは少なく、出てきてもクレームの類が多いですから、ここでは「相談」というものに絞って考えたいと思います。

生活の場であり、集団生活の場である施設では、利用者同士の人間関係や職員との行き違いや不満など様々な思いが利用者の心の中に生じます。たとえば、朝食に出される牛乳の温度一つをとっても不満がくすぶることもあります。もう少しぬるめがいいのに、何度言っても熱いままだとか、隣室のおばあさんは、頼みもしないのに飲みたくもないお茶を入れてくるなど、些細なことでも自身で解決できずに、悶々としているという状況が起きています。

利用者は職員の動きをしっかり観察していますから、忙しそうに動き回る職員にはとても声をかけづらいし、こんなつまらないことを言って職員から嫌われたらイヤだというようなことが、心の中で鬱屈していることが多いと思います。

また、最近すぐつまずくから、歩行に自信がないので毎日リハビリを受けたい、亡くなった配偶者の命日が近いから墓参りに行ってみたいなどの、ご自身からしたら無理だと思えるような要望を秘めておられることもあります。

このようなニーズは、本人的には切実で強い願望でありながら、基本的に施設の日常の流れの中では言い出すことができません。「相談」できるようなシーンがすぐに見当たらないからです。
援助者は、自身の家でもない施設という共同生活の場の中では、利用者は何らかの不安や不満を抱いていると考えるべきです。また、言い出しにくい状況も理解していなければなりません。私たち自身さえ通勤や職場、家庭生活でも様々な不満やストレスを抱えているものです。利用者が言い出せず、様々なストレスを抱え、募らせ、爆発させることは十分にあり得るのです。介護現場でも、あの利用者はこんな些細なことで急に怒り出すなんて、なんでだろうと不思議に思うことがあるものですが、援助者はこの状況をよく理解しておくべきだと思います。

さて、援助者としては、この問題にどのように対処していけばよいのでしょうか？

利用者は、ストレスや不満、強い要望を抱いているときには、実は必ずそれらしいサインを出しているものなのです。介護職員は、時間とスケジュール、山積する業務に追われていますから、なかなかこのサインに気づくことができません。それに気づくためには、日常的に利用者のニーズに迫るような援助の在り方を、しっかりと考えていかなければならないと思います。必要なものと言えば、援助者の観察力の重要性なのです。**利用者が、ストレスや不満を表現したいときには、しばしば日常とは違った行動を取ることがあります。**普段腰かけたりしないソファに、何することもなくただ座っている、いつもは必ず用意を頼むお茶を頼まないなど、それとなく自身に注目を集めたいという、願望を込めた行動に出ます。利用者自身に関心を向けさせる行動には、ひたすら自分に気づいて欲しいという思いが込められているのです。

援助者は、利用者の普段と異なる行動に気づいたときには、すぐに介入することが重要です。

「今日は珍しいですね」の一言でもかければ、利用者は自分に関心を向けてくれたと感じます。その場で、深く話し合う機会を持つ必要はありません。ただ、意識して普段より積極的に訪室するなど、関わる機会を設けて慎重に目配りを利かせることです。

利用者は自身の思いを伝えたいときには、必ず普段と異なった行動を取ってきます。小さなサインだから、大した問題なのではないということではありません。私は、普段座ったことのないリビングのソファにちょこんと座っている利用者に目が留まり、あれっ？　いつもと違うなと感じて声をかけたことがあります。普段と変わらない穏やかな表情の中から、不意に「退所したい。ここの人間はみんな嫌いだ」という深刻な告白をぶつけられたことがあります。

なぜだろう？　そう言えば、食事の配膳がいつも隣に座る利用者の後になっており、そのシーンを毎度食い入るように見つめていたとか、次第に思い当たることが浮かんできました。「自分は職員から大切に思われていない」といった不満と不信を募らせておられたのです。

先の、食事の配膳を優先した利用者は気難しい方でしたから、いつも穏やかな方を後回しにしてしまい、目配りをおろそかにしていたのです。その時点で、「相談」のサインが出ていたのに、気づかず見逃していたことになります。

利用者からの普段と異なるいろいろなサインを見逃さない、少しでも気づいたときには、間髪入れない介入に出ることが重要なのです。この場合、「声かけ」の不断の習慣があれば、突っ込んだ「相談」につなげることも充分に可能であることを銘記していただきたいと思います。

POINT▼利用者が普段は取らない行動を見逃さないように！

【シーン8】訴えを受けるときの基本は「目線の高さ、膝をつく＆笑顔」

利用者からの、「相談」をも含む「訴え」には、様々な感情表現が伴い、対処の仕方にもバリエーションが必要となります。

たとえば、あの利用者からこんなひどいことをされたと言って、興奮して職員に訴えかけてくるシーンによく出くわしますが、「訴え」というものは必ず感情的な要素が伴います。そのとき、受け手としての援助者には、受ける姿勢が重要になります。

第1に大切であるのは、その目線の高さです。上からの目線は怖く見えてしまい、「ねえ、聴いてくれるかい!?」という場合には、すかさず、膝まずいて「目線」の高さを利用者以下に落としてください。そして、徹底して「傾聴」の態度を貫くことが肝要です。

相手の利用者が興奮していたり、泣いていたりしたときには、まずは感情の波をしずめなければなりません。「うん、うん、それで?」という対応を続けながら、相手の利用者の感情の波がしずまるまで、同意と承認を繰り返すことです。

少し感情の波が落ち着きを見せたら、他の利用者がいないリビングに移動するか、「訴え」に他者への非難が含まれているときなどは、利用者の居室に移動するのがよいと思います。「うんうん」と同意しながら肩を抱えて、ゆったりと誘導してください。居室に入ったら、まずお茶を一口飲んでもらうなどして、一呼吸置くことです。興奮状態の方は、瞬間的に血圧が急上昇していることもしばしばですから、顔色などをしっかり観察することを優先します。

ここで、大切になるのは重要な告白を受けるときの姿勢です。少しでも、余裕が生まれたなら、第三者の職員を呼んで、同席してもらうことが大切です。感情が高ぶっているときには、一対一の対応は、感情や言い分の行き違いが起こりやすいですから、後で言った、言わないの食い違いが生じやすいのです。

それ以外でも、重要な相談ごとや他者への批判や非難という内容を含む「訴え」は、必ず職員サイドは**複数名で聴く態勢を取らなければなりません**。そのようなシーンでは大仰に記録を取るということは難しいですから、簡単なメモ程度にとどめ、代わりに複数名で「訴え」を聴くべきなのです。さらに、話の進行によっては、施設としての対応を約束しなければならないとか、個人で約束を強いられたりすることもあり得ます。一対一は、基本的に逃げ場がありませんから、深刻な話であればあるほど危険性をはらんでいます。

職員が多忙のために同席が不可能なときは、深刻な内容には踏み込まないで、可能な限り保留をしてください。利用者は職員に告白したときなどは、必ずと言ってよいほど家族に報告をしているものだと思って間違いないと考えてください。

感情がしずまり、ほぼ冷静に利用者が話せると判断したら、態度に表し、きちんと本音が話せるよう、受け手の態度は、笑顔で聴くことを心がけて欲しいと思います。絶対に「ヘラヘラ」というような笑顔にはならないように気をつけてください。常に、どっしりと受け止めますよという姿勢で、笑顔で、はっきりとした「受容」の姿勢を見せながら「傾聴」に努めてください。その際に、**絶対にしてはならないことは、相手の言葉が終わらないうちに割り込んで言葉の介入をしないこと**です。どんなに、枝葉の内容であれ、話が逸れ気味ではあっても、途中で口をはさむことは厳禁です。時間がないとわかっていても、この場合は、覚悟してしっかり「傾聴」に努めてください。途中で話の腰を折ったりすれば、せっかく落ち着いていた感情に再び火がついてしまい、収拾がつかなくなることもあり得ます。

「訴え」を聴いたら、その場だけの問題とせず、きちんとした回答なり、アドバイスをすることが重要です。即答できないようなときでも、あいまいにせず、回答する旨が伝わるように答えてください。些細なことと思われても、利用者本人は真剣であるので、いい加減な対応は不信感に繋がります。

人間同士として、あなたを信用して「訴え」ているわけですから、絶対にごまかしたり、あいまいにするのは禁物です。認知症の方に対して、どうせ覚えていないだろうとか、理解していないだろうと考えて、適当にあしらうような対応を見かけることがありますが、逆に認知症の方ほど、こだわりを持っているために、不信感を抱かせてしまうことにもなりかねません。また、しっかりとした説明をしてきちんと対応した後でも、認知症の利用者は何度でも同じことを聴いてこられますが、根気よく、初めてと同様な態度で接してください。

施設の中では、利用者はなかなか「訴える機会が持てない」ものなのです。やっと施設に入れたというような場合には、家族から「やっと入れたのだから、職員に文句を言わないように」と釘を刺されていることもあります。しかし、施設は小さくても一つの共同体であり、社会なのです。職員、利用者ともに、その社会で共同生活を営むのですから、お互いに気持ち良く、快適に過ごしたいものです。

POINT▼一対一の対応は逃げ場がないので避ける

【シーン9】家族とのコミュニケーションのポイントは、あいさつと笑顔

施設に入居される利用者の家族には、おおよそ2つのタイプに分かれてきます。それは、週に1回など比較的頻回に面会に来られる家族と、施設から要請しないとほとんど面会に来られない家族です。措置制度時代や介護保険制度が始まった頃の家族の多くは、比較的面会に来られる頻度は高かったのですが、その後の在宅での介護環境の変化や家族関係の変化によって、2つのタイプに分かれてきたようです。

ほとんど面会に来られない家族というのは、過酷な家族介護で苦労されたか、積み重なった家族介護による経済的負担により精神的に消耗してしまって、利用者本人との絆が希薄になってしまったケースが多いように思います。また、もともと家族との関係が希薄で、同居もしていなかったゆえに、親との関わりをできる限り持ちたくない子どもが、親を施設に入れたらこれ幸いと、後は施設任せでよいとする家族も、残念ながら増えてきました。

ですから、週に1回など頻回に面会に来られる家族は、利用者本人にとっても、施設での生活を続けていく上で心の支えにされているケースも多いと思います。

施設の中で、家族に出会ったら、それがどなたの家族であっても、必ず顔を合わせるようにして、あいさつをしてください。「こんにちは」で十分です。もちろん、社会人として関わりのあるお客様なのですから、あいさつをするのは当たり前と言えばそれまでですが、あいさつは、それだけの意味ではありません。たとえば、夜勤のとき、利用者に急変があったときには、

家族には、夜中でも病院に出向いていただかなければならないこともあります。急変された利用者の担当でなくても、施設を代表して電話をして丁寧に説明をしながら、出向いていただく要請をしなければなりません。そのようなときに備えて、家族との間には施設に対する親近感と信頼感を築いておく必要があります。日常の中では、ほとんど家族と接する機会はないわけですから、面会に来られたときというのは、施設に触れていただく貴重な機会となります。

「笑顔」で迎えるという動作は、大切な施設からのメッセージなのです。

面会に来られた家族というのは、大切な親の身を案じて、不自由はしていないか、問題はないか、必ず何らかの確認を求めてきます。また、普段できないことをしたいとの思いをお持ちの方も多いものです。たとえば親の肩を揉んだり、痛む脚をさすったりというようなスキンシップはよく見かける光景です。好きな食べ物を差し入れるということもよくあります。

介護職員が気をつけなければならないのは、絶対に移乗や体位交換などの介護に関わる行為を家族にさせてはならないということです。また、生ものの食品なども、施設のルールをきちんと説明して、安全に召し上がっていただくようにします。残り物の保管の規則もきちんと説明してください。説明が不十分だと、廃棄したときなどに怪訝《けげん》な思いをされるからです。

介護に関わる動作は、家族に依存すると、後で問題が生じたときに施設の責任が問われるケースもあるのです。居室やデイホールで家族と接するときには、あなたが担当者であるなら、**些細なことでも必ず、利用者の近況や起こったことを報告します。**たとえば、昨日は近くの公園まで外出したとか、廊下を2往復歩行訓練できたなどです。家族は面会時に、案外細かく利用者の身体を観察したりしていますので、壁にぶつけて足に小さな内出血を作ったなどの、小さな事故ももれなく報告することをお勧めします。

小さなあざなどは、昨今の施設では高齢者の虐待などの問題が起きていますので、必ず気になるポイントでもあるのです。このような報告は、面会時だけではありません。日常の介護の中でも、車イスへの移乗の際に、腕をぶつけてあざができた、爪切りのときに深爪して出血したなどの小さな事故でも、こんな些細なことでと思わずに、当日に電話で家族に報告することをお勧めします。**小さなことでも欠かさずに家族に報告することは、ほとんどうるさがられることはありません。むしろ逆に、この施設は、些細なことでもきちんと報告してくれるよい施設だという印象をもたらすことができます。**

私は、特養の施設長時代に、認知症の利用者を誤嚥の事故で亡くした経験があります。夕食時に、ささくれた白身魚のほぐし身を誤嚥され、吸引など最善の努力をしましたが、結局窒息死に至りました。夕食時の十分な見守りが行き届かず、かき込むような利用者の食べ方を見逃したのです。明らかに施設側に責任がある事故でしたが、家族は、「普段から非常によくやっていただいている。このような結果だが、オヤジも納得していると思う」とおっしゃって、施設の責任を問うことはされませんでした。普段から、細やかな事故や出来事の報告を欠かしていなかったからです。施設の状況や職員の細やかなケアへの理解が、施設と職員を救うことになったのです。

このようなケースは、稀なのかもしれませんが、家族との細やかなコミュニケーションがいかに大切か教えてくれたと思います。

POINT▼小さな事故ももれなく家族に報告する

【シーン10】医師と話をするときの必須スキル

「地域包括ケア」と「特養の重度化」は、地域で活動する医療機関や医師との連携が重要となってきています。相談支援業務に従事する相談職の方は、「地域会議」や課題を抱えた高齢者や生活困窮者への支援の輪の中で、医師との連携が日常的に起きています。

特養においては、利用者が要介護度3以上に限定されたために、医療的なニーズの強い利用者が相対的に増えています。最近では、特養の利用者では、胃ろうやインスリン注射が常時必要な方を受け入れるようになりました。痰の吸引も、介護職に対して一定の研修修了者に実施を認めるようになりました。

このように、特養の介護業務の中に医療行為や医療的な対応が容赦なく入り込んでいるのです。直接医療行為に携わらなくても、胃ろうの準備や、インスリンを自己注射される利用者の血糖値測定の見守りや注射の準備などは、介護職員の業務になってきています。

これまで以上に、医療と医学的な知識の両方が必要になっているのです。さらに、利用者の重度化は、以上のような医療行為の周辺業務だけではなく、褥瘡予防の体位交換やリハビリの介助、バイタルとSPO2（サチュレーション：経皮的動脈血酸素飽和度）の測定などの業務が日常的に発生しています。それは同時に、利用者への観察力が、利用者の動作への見守りだけではなく、顔色や脈拍などへの注意にも発揮されなければなりません。

また、最近では、医師の来所は嘱託医だけではなく、精神科医や歯科医などの往診、在宅施設では訪問診療が増加しています。ときには、2種類の医療が同時に入り込んでくるような日もあります。かつては、嘱託医が二週に一度程度、利用者の定期薬の処方を主な目的として来訪されることが多かったので、施設の看護職員が医師に同行する形で十分業務が回っていたものですが、最近は対応が複雑化してきました。

看護職員は、定時のバイタルチェックや褥瘡や創傷の処置、不定愁訴への対応などに追われるだけでなく、嘱託医が処方した定期薬の仕分けと配薬などに膨大な時間を取られています。利用者全員の健康や生命に関わる薬剤の管理に責任を負っていますから、決してその負担は軽いと言えません。そうすると必然的に、精神科医師の往診や歯科医師の訪問診療などへの対応は、介護職員や担当職員に回ってきます。

最近、介護職員の方からよく聞くのは、「家族さんへの対応でも緊張して大変なのに、お医者さんへの対応を、どうしてよいかがわからない」ということです。たとえば、「主任から、精神科の○○先生について回るように言われたけど、どうしよう?」などという声を聞きます。

そもそも医師がどういう人種であるかを最初に理解しておくと、それほど大変なことではありません。まず、医師の往診や訪問診療というのは、午前診と夕方診の間の時間を利用して来訪しますから、一人の患者に多くの時間を割くことができません。複数の施設を訪問されることもしばしばありますから、要領よく診察を済ませたいと考えています。

また、医師という職業は、様々な是非が言われてはいますが、国家試験を通って免許を取ると、経験のない研修医の時代から、周囲から「先生、先生」と呼ばれ、営業職の人のように人に頭を下げることに慣れていません。それに、医師は、介護職のように自分自身で準備から何から何までをやり切る職業ではなく、看護職や薬剤師、検査技師など分業体制の整った職域の中で、限定した業務を行なうことに慣れています。

平たく言えば、プライドが高く、自分では何もしない職業であると言えなくもありません。では介護職員はどのように医師と向かい合えばよいのでしょうか？　まず、**医師の来訪前に、診ていただく患者さんの情報をきちんとメモにしておく**ことです。患者さんの課題は決まっており、前回の診察時に、観察内容などを指示して帰っているはずです。バイタル、睡眠状態、食欲、脚の動きなど個別に報告事項を要領よくまとめて、診察時の質問に備えてください。薬を変えたときなどは、以前の状態との違いや状態を手短に説明することも必要です。

聴診器を当てたりするときは、積極的に患者さんを介助してください。また、必ず医療的な処置や観察事項を指示して帰られますから、メモは離さずに持ち、すぐにメモすることを心がけて欲しいと思います。余計なことかもしれませんが、一人の患者さんの診察が終われば、必ず「ありがとうございました」の声をかけてください。医師は、人から頭を下げられることに慣れている人種です。そして、プライドが高いですから、「先生は○○とおっしゃいますけど……」の「けど」を嫌います。「なんだ、素人のくせに」と心の中での舌打ちが聞こえてきます。しかし、気難しい人種ではありません。時々、気難しいような医師に出会うこともありますが、概ね、「ありがとうございます」と頭をしっかり下げておけば、ご機嫌よく帰って行かれます。唯一気を付けるのは、**前回の診察時の指示内容を、きちんと前回の担当者から申し送られていること**です。ここは十分注意です。

POINT▼メモは離さず、医師の指示を必ずメモする

【シーン11】看護師とは、メモを片手にバイタル測定した数字で話してみる

看護師の業務内容は、前述したように多岐にわたり、また重要な責任を帯びた職務だということを述べました。繰り返しますが、担当や職域が明確な介護職員と違って、看護職員は少数の担当者で、施設の利用者全員の健康と生命を守るという重責を負っています。介護職員は、自分の担当の利用者は、「狭く、深く」の付き合いや理解が可能ですが、看護職員は、初めから利用者には「広く、浅く」を強いられる立場に立っています。

また、穏やかに特変もなく（＝特別に変わったこともなくの意）利用者が過ごしているときには、何も問題はありませんが、容体の急変や転倒などの事故、嘔吐や激しい下痢などに遭遇したときは、看護職員には待ったなしなのです。介護職員が利用者を訪室して異変に気付いたとき、すぐに看護職員を呼ぶというルールになっている施設が大半であると思いますが、たいてい看護職員は、何かの仕事に従事しているケースが常態であるので、呼ばれたときには一気に、それまでの業務内容を変更して駆けつけてきます。

看護職員を迎える介護職員としては、到着までに必ずしておかなければならない対応があります。緊急性の高いものとしては、嘔吐や吐血に遭遇したとき、誤嚥や窒息を防ぐための気道確保です。これは救急救命講習で習っているはずです。受けていない介護職員には、受講は必須ですから気をつけてください。

次に重要な対応は、利用者をベッド上に仰臥させるか、気道確保の姿勢を取らせて、血圧、

脈拍などのバイタル測定とＳＰＯ２の測定を手際よくしてください。血圧測定は、水銀ではなく電子血圧計で十分です。血圧を測定した際に、激しい不整脈が出ていれば測定不能となって、心房細動などの重大な心疾患の発見に繋がります。測定が終われば、その内容と数字を、必ず測定時間を記入して、メモにします。看護職員が到着したとき、改めてバイタルを取らなければならない二度手間を省いてください。そして、発見時の状況を手短に報告します。どこにどのように倒れていた、意識はどうであったなどメモを手渡しながら、簡潔に説明します。

床で倒れていたときなどは、脳内出血や脳梗塞などの脳血管の疾患が考えられる場合は、みだりに動かさず、気道確保にのみ気をつけてそのままにしておくことも重要です。

以上はほぼ緊急時に相当する対応ですが、看護職員は、その利用者の日常のストーリーを絶えず把握してはいませんから、利用者について、話をするときには、このメモが重要となります。医療職は、一つひとつの数字から、現在の状態を推定していく習慣を持っているので、このメモは有効です。気になる利用者がいるときには、あらかじめバイタルを測定しておいて、メモを片手に「バイタルは異常ないですが、昨日から活気がなく、食欲が低下しています」などの会話に持って行ければよいでしょう。食欲についても、前日までの食事表をチェックして、摂取量の変化を加えられれば、なおよいでしょう。

看護職員は、手分けしてですが、毎日利用者全員を訪室してバイタルなどの健康状態をチェックしており、看護職員の間で「要チェック」の利用者をピックアップしています。血圧や脈拍が気になる場合は、担当職員に通常より高い頻度での測定を依頼したりします。看護職員と廊下で出会ったときや昼食時などに顔を合わせたときに、これらをメモしておいて報告すれば喜ばれます。

そして、前述しましたが、看護職員の施設でのもう一つ重要な責任は、利用者の**服薬管理**です。高齢者施設で利用者が服薬している薬剤は、高血圧薬、心疾患治療薬、パーキンソン治療薬、胃腸薬、下剤から認知症治療薬、医師が臨時に処方した風邪薬、整形外科で処方された鎮痛剤、張り薬など多岐にわたり、中には向精神薬や劇薬に属する薬も含まれますので、その仕分け作業は細やかな神経を使います。また、多くは薬局で分包されてくるので、チェックにはさらに注意を要します。看護職員からの服薬指示は、メモだけではなく全体の記録や申し送り、個別の介護記録にもきちんと記載するようにしてください。

よく介護現場で、「看護師は介助や誘導を手伝ってくれない、そこにいるのに」といった声を聞くことがあります。誘導や着床で多忙なときに、手伝おうとせず、見守っている看護職員に不満に近い声があるのは事実です。また、看護職が、介護は自分たちの職務ではないと公言している場合もあります。介護現場によっては、暗黙の介護対看護の対立が存在するところもありますが、それは全体を見ている看護職員と、限られた職域の中で仕事をする看護と介護の業務の違いが根本に存在しているのです。

職務と職責の違いがなかなかはっきりとは見えてこないために、多くは相互の誤解が招く不幸な状況は、利用者のケース会議や全体のミーティングなどでしっかりと忌憚のない議論をされることをお勧めします。案外、看護職員は、介護職員からの質問や情報の提供を待っており、質問などには喜んで答えている姿を見受けます。

POINT▼バイタル測定のメモを元に話をする

【シーン12】同僚との大切な絆は、「情報を共有」することで築く

介護現場を巡って、よく耳にするのは、実は「派閥」の存在です。主任やリーダーなどの職位に関係なく、ベテランで年配の介護職員が、チームを牛耳って「影の主任」と呼ばれているとか、あまりよくない話を耳にすることがあります。そのベテラン職員に同調する職員たちの存在が、新しい取り組みを始めようとしたときに、反対や非協力の態度に出て何もできないという嘆きを聞いたこともあります。

特別な権威や支配欲のようなもので、他の若い職員に「手が遅い」とか、きちんと手順を守ろうとする職員に対して「そんなことをしていたら仕事が終わらない」などと口出しをする職員がいるのは、残念ながら事実です。このような職員の存在が、現場での改革や風土の改善などの障害となり、せっかく入職してきてくれた新人職員を早期に離職させてしまう原因になることもあります。

このような場合、現場でいくら努力をしても、おそらくなかなか解決に結びついていないのではないでしょうか？　なぜなら、これは明らかにマネジメントの責任だからです。平たく言えば、施設長の責任なのです。現場の介護職員は、自分で同僚を選べません。誰をどこに、どのように配置するかは、介護主任やリーダーの意見を取り入れているとはいえ、現場の人事を握っている施設長の責任なのです。施設長が、このような実態に気がついていないとしたら、それは職務怠慢と言えます。悪いものは排除するということではありませんが、施設長は職員

を配置するときに、その人物の職歴、資格取得状況、言動などを詳細に吟味して、どのような能力や仕事が期待できるのか冷静、客観的に評価を与えて、職位や配置を決める責任があります。むろん、人間のすることですから、期待通りであることもありますし、期待外れのときもあります。施設長の大切な役割は、期待外れのとき、当の本人に対して厳しい注意ができるかどうかにあります。施設長は、人気者になる必要はありません。自分自身にも言い聞かせてきたことですが、施設長の大事な資質はその「決断力」です。

介護現場では、日常、同僚とは毎日同じように顔を合わせるということはありません。早出や遅出、夜勤などシフト勤務をしていますから、ある同僚とは「久しぶりだなあ」というあいさつを交わすこともまれではありません。そのような職場で、同じ職種として、利用者にとっては均質かつ質の高いサービスを提供するためには、同僚間のコミュニケーションの在り方が重要となります。

ポイントになるのは、「情報の共有」にあります。情報は、どのような現場でも様々な職種や職員にフローして行きます。では、異なる勤務をする職員間ではどのようにして情報共有をすればよいのでしょうか?

キーワードとなるのは、「報告」と「連絡」です。よく「報連相」の重要性が強調されますが、日勤から夜勤、早出から遅出などは、直接顔を合わせて、申し送りのミーティングなどで連絡・報告や確認が可能です。また、課題を議論する時間も場合によっては持つこともできます。しかし、夜勤者から、明けの後の遅出にはどのように申し送ればよいのでしょうか?

通常では、早出か日勤のシフトの担当者を介して情報を伝えることになります。最近のユニットケア型の特養では、日勤者がおらず、早出から遅出に直接バトンタッチすることも増えました。複数名での確認がしにくい状況が、ユニットケアには存在するのです。伝達ミスは、ときには利用者の生命に関わることもあります。夜間帯も継続してバイタルだけでなく、呼吸状態を知るために、SPO2の測定を継続してもらいたいときがあります。しかし、私の経験でも、このSPO2の測定が夜勤者に伝わっておらず、朝になって起こった呼吸困難への対応は、データがないために大変だったことがあるのです。

私は、連絡ミスや漏れを防ぐために、複数の記録を残すことを行なったことがあります。一つは、**「重要事項連絡ノート」**を作り、すべての介護職員が出勤時に必ず一番に読むことを義務付けたのです。それに、使用するインクの色を黒、赤、青に色分けし、通常時は黒で、緊急と最重要事項は赤で、要注意事項の解除は青で示すようにしました。さらに、要注意の利用者の個別記録に、重要事項を赤字で書き込み、受けた夜勤者などの担当者が終了時に青字でリプライ（返信）する手法を用いました。これによって、ほぼ伝達ミスは根絶することに成功したのです。

次に、報告事項ですが、報告は対上司に限らず、優先順位を上げて、「即時」の対応としました。介護職員や上司に対して報告や指示を仰ぐときには、同僚に「報告行きます」と宣言して、報告便を確保させるのです。報告は、**報告フォーマット**を整備し、簡潔な報告文書を書かせました。文書化することで、情報が整理でき、正確な報告が可能となります。また、**報告書には、推測や主観「思います」は厳禁とした**のです。効果てきめんでした。

POINT▼情報共有を徹底するには重要事項連絡ノートなどの工夫が必要

【シーン13】上司は、「相談相手」と心得る

業務を遂行する上で、先ほどの「報連相」はたいへん重要なことは承知の通りです。とりわけ、24時間体制のシフト勤務の職場では、この「報告」と「連絡」は、業務に血を通わせていく上で重要であることは、前項でもおわかりいただけたと思います。

ここでは、「報連相」の中での「相談」を取り上げます。業務の中で「相談」というと、どうしても「上司」のことが浮かんでくるでしょう。上司と言っても、施設長から直近のリーダーまで、いくつかのランクが存在します。発生した問題や課題に応じて、どのランクの上司に、報告や相談を持ちかけるべきか迷うのではありませんか？

この「相談」の前提として「報告」があることを強調しておきたいと思います。なぜなら、「報告」の内容によっては、誰に、どのように「相談」すべきかが決まってくることが多いからです。「報告」というものは、結果だけを知らせる「事後報告」もありますが、基本的には「報告」というものは、次の行動を決めるために、あるいは決めたことを知らせるものであるということです。「報告」を通して上司に次の行動を知らせ、承認とアドバスをもらうものなのだと理解していただければよいと思います。職場によっては、いわゆる「指示待ち族」も多く、主体性を持って自らの行動を決することをしないケースも結構あります。

まず、報告先となるいくつかのランクについて、「相談」をする場合の大まかな目安をお話ししておきたいと思います。施設においては、言うまでもなく施設長が最上位に位置しますか

ら、最終的な判断や指示は施設長から出るものであると考えて間違いありません。また、施設長という職種は、施設の全体的な運営に責任を持つ職責ですから、個別の細かい相談には適さない存在です。施設長に相談するとよいのは、全体の運営や方針に関わること、職域の中の問題で個人の名誉や重要なプライバシーに関わってくることなどです。その場合、直属の上司であるリーダーや主任をおいて、頭越しに直接施設長に相談を申し入れるのではなく、「○○に関して相談したいそうです」とリーダーや主任を介して申し入れるのがよいでしょう。

また、健康保険や源泉徴収、各種証明などは、言うまでもなく直接、事務員か事務長に相談してかまいません。その他、自分の仕事や担当している利用者に関わることは、まず直属の上司であるリーダーや主任に相談を持ち込むのが通常です。

そこで解決できないときは、その上の課長やフロア長といった、ある一定の職域の単位を統括している上司に繋げてもらうのがよいと思います。メンタル的な不調などは、最近は施設や法人が外部の医療機関や相談窓口と契約をしていて、本人が直接外部の機関や医師に相談できるようにしているところもあります。

ところで、上司というものをみなさんはどのように理解しているのでしょうか？　業務上の指示や命令を受けるだけの対象と考えていませんか？　それではあまりにもったいないと思います。もちろん、指示や命令を出す存在であることに異論はありませんが、実は、**上司は最適の「相談者」**であるのです。特に、業務経験が浅く、知識や技能に自信のない立場の介護職員は、大いにリーダーや主任を利用するべきです。逆に、彼らは部下たちからの相談を待っている存在だと言っても過言ではありません。具体的な相談を受けることによって、部下の問題意識や引っ掛かりというものが理解でき、指導計画に取り入れていくことが可能になるのです。

さらに、「相談」の持つ意味は、「報告」と相まって、上司として部下の「責任解除」を行なうことでもあるのです。**責任解除というのは、部下の方針や行動を承認して、何か問題が起きたときに、部下に代わってその責任を負うという意味です。施設長が全体の責任者であるという意味は、最終的に部下の行動の責任解除を行なって、全責任を負うということなのです。**

ですから、いかに小言を言われようとも、「報告」は自身のためにも決して怠ってはならないのです。部下に偉そうにしたくて、報告を強いるような上司は基本的にいません。

特に、経験の浅い介護職員は、自らが行なう行動だけからはなかなか多くのことを学んだり、身につけたりすることができません。経験豊富な先輩や上司の行動や経験から多くのことを学ぶものです。ですから、些細なことでも納得できないことや十分に理解できないことは、どんどん遠慮なく上司に相談を持ちかけてください。きっと、まじめに部下の成長を願っている上司は、適切なアドバイスと見守りをしてくれるはずです。

残念ながら、介護の世界には、医療と違って職員を段階的にかつ的確に育成していくプログラムやノウハウが乏しいのが実態です。責任ある新人の指導態勢を持っている施設は、少ないというのが実態であると思います。新人のフレッシュな情熱が、適切な指導がなく、方向性を見出せないまま退職に追い込んでしまう悲劇は、絶対に避けなければなりません。

POINT▼上司は相談を待っている！　もっと〝活用〟しよう！

第3章

「ケアの苦手克服」はコミュニケーションの見直しから始めよう

1 「食事介助」がうまくいく超絶スキルとは

利用者とのコミュニケーションが十分にできておらず、利用者への理解もまだ充分ではない初心者にとっては、重度の方や認知症の方の食事介助というのは、どちらかと言うと苦手意識を持っている職員が多いと思います。

実は、簡単にというわけではないのですが、このような利用者さんの食事介助は、ちょっとした気配りと工夫で、「スーパースキル」にすることができるのです。

どうしても、新人にとっては、食事介助の際に気になってしまうことは、時間のことではないでしょうか？　周りの先輩たちのペースについていけず、焦って介助すればするほど、利用者からの拒否にあっててこずるという経験はないでしょうか？　私も初心者の頃、焦りの中でわけのわからないまま介助した苦い経験があります。介護職員は、一日の業務のプログラムの中で、業務予定に追われていますから、何分で介助しなければという時間的なプレッシャーがかかり、適切な食事介助にならない場合が多いと思います。

この時間を気にするというのは、業務上必要と思えるのですが、実は大変危険な要素を含んでいることを知っていただきたいのです。ベテランの上手な介助者は、担当する利用者の咀嚼から嚥下までの時間、好き嫌いなどを把握していますから、自然とどういうペースで介助すべきかを理解しているので、時計がなくともきちんとした秩序を持って介助できています。

しかし、新人の場合は、絶対に時間を気にしてはいけません。ベテランのペースも無視してください。的確な指導者は、新人に時間的な配慮を決して求めていません。業務時間に支障をきたしそうだと判断したら、おそらくあなたと介助を交代するように仕向けるはずです。安心して介助に集中することです。

食事介助を開始する前に、多くの施設では、口腔の筋肉を和らげ、喉の緊張をほぐす「嚥下体操」を取り入れるところが増えました。実に好ましいことです。離床して間もない口腔や喉は、食べ物を受け入れる態勢ができていないので、緊張をほぐすことは大切な動作です。

また、必ず食事を提供する前にしていただきたいのは、お茶などの飲水です。しっかり飲んでもらってください。喉にある気道を閉じる弁は、引水を通して機能し始めますし、食道へのルートも飲水によってスムーズになります。

さて、食事介助においてしっかりと把握していただきたいのは、食べ物を受け入れるときの口腔の開き方、咀嚼の速度、嚥下の状態と速度、口腔内の残渣物の残り方、水分へのむせ方などです。食事介助においては、このポイントを一口ごとに追いかけて観察してください。”

介護度の高い利用者は、食べ物を受け入れるための口腔が、十分に開けないことが多いですから、開き方に応じた一口の量を決めます。自歯と義歯では、咀嚼に違いがあるので、かみ合わせを見ながら嚥下の動作に移るのを観察します。嚥下の際には、必ず、利用者の喉元をしっかりと見て、食べ物がしっかりと喉を通過したことを確認します。塩分のあるみそ汁や汁物は、むせを誘発しますから、むせるときには無理な摂取は避けてかまいません。

固形物の摂取の際には、嚥下後の口腔内の残渣物量に注意します。お茶などの飲水を促して、残渣物をできるだけ流し込むように心がけてください。また、全介助の場合は、口の周りが食べ物や汁で汚れますから、その都度丁寧におしぼりで拭ってください。塩分を残すとかぶれのもとになります。以上が、おおよその食事介助のポイントでしょうか。

さて、食事介助のスーパースキルとは、まず介助者の座る位置から始まります。立位での介助は、喉元がよく観察できないので厳禁です。よく利用者の真横に座って介助するシーンを見ますが、観察という点でも、スムーズな介助という点でも不可です。利用者とできるだけ正面から顔を合わせ、すぐに「さあ、いただきましょう」ではなく、テーブル上の料理を二人で「あこうだ、こうだ」話し合うのが好ましいです。季節の野菜や魚、みそ汁の具、何でも話題にすることで、イメージが湧いて、食欲に繋がることもしばしばです。重度の方ほど、日常の楽しみは少ないので、食事への期待が大きいことを知るべきです。それが、なんの気持ちの準備も意欲も持ち得ていない段階で、いきなり口元に食べ物を持ってこられたら、「いらない」という拒否になるのは自然なことです。

食事のイメージをかき立てる工夫が大切です。そして、必ず声に出して、「高野豆腐いただきましょうか?」などのフォローをしながら口元に運んでください。「美味しいですか、私好きなんですよ」などもいいと思います。反応の乏しい最重度の方は、少量をスプーンに乗せて、スプーンの先で唇の間をツンツンと軽く刺激すると、反射的に口腔が開いてきます。ミキサー食などは、原型がなくイメージできないので、何を食べるのかをきちんと声にして伝えてください。時間をかけてたっぷりと話しかける、このスキルが重要なのです。

POINT▼できるだけ利用者と正面から顔を合わせ、会話から始めよう

2　重度や認知症の方の食事介助は「声かけ」と「喉元注視」がポイント

「スーパースキル」について続けます。そこで、常に思いをはせていただきたいのは、自分たちの食事の光景なのです。一人暮らしの方は、一人で食べる食事は侘びしく、単純に食欲を満たすだけになっていませんか？　一方で、家族との夕食や親しい友人たちとの食事は、会話も弾み、食欲も増して楽しい食事となるでしょう。美味しい食事というのは、親しいみんなで食卓を囲むというイメージではないでしょうか？

カフェテリア方式を採用しているある特養では、食事時間を気にしないのと同時に、この食卓を囲むという雰囲気を持っています。私が施設長をしていた特養でも、職員が利用者とともに食事することを可としていました。

一対一の食事介助であっても、この**食卓を囲むという雰囲気を持ち込むことが、利用者の食事を進め、満足感のある食事を演出することができます**。だから、いきなり介助を始めるのではなく、食卓の料理について話題を向けてみること、仮に反応が乏しくてもいいのです。

秋にサンマが出たら、脂の乗りや「今年は不漁みたいですねえ」とか季節の話題を向けてください。会話にはならなくても、**利用者は目の前の料理に関心を向け、食事に集中できるようになる**のです。正しい食事介助は、食事の雰囲気づくりを行なえることです。

時々、介護職員の間で、「自分は10分で介助できる」といった速度を競うかのような会話を耳にすることがありますが、それは食事提供ではなく強制的な介護技術に過ぎません。施設で提供するのは食事であり、給食ではありません。楽しむ要素のない食事は、栄養補給だけを目的とした給食に過ぎないのです。

「声かけ」は、この食事の雰囲気づくりに役に立つだけではありません。実は、安全な食事提供にも役に立っているのです。食事を口に入れたときに、口元を見守りながら、「柔らかくて美味しいでしょう?」など声をかければ、咀嚼もしっかりしますし、まずければいらないという反応も見ることができます。沈黙した介助の中では、利用者は美味しくないときは、きちんと咀嚼をせずに、口の中に溜めるか後から吐き出すことになります。

こうして声かけを通して、確実に一さじごとの反応を見守りながら、嚥下している喉元も自然な観察の中で行なうことができます。また、反応の乏しい重度の方の介助でも、この「声かけ」は実に有効なワザであるのです。失語症やパーキンソン症状を持っている方は、声かけをしても、なかなか声に出しての反応が返ってこないために、つい無言の介助者本位の食事介助になりがちですが、声をかけながら丁寧に咀嚼の状態や反応を見守ることで、口元や喉元から目を離すことなく介助に集中できます。まずいと感じて咀嚼しながらも嚥下せず、口の中に溜めこむ行為は、誤嚥に繋がりやすいものです。一口ずつ確実に咀嚼して、嚥下してもらうことは、口腔内の残渣物の量を減らし、安全な食事に繋がっているのです。

特に重度の方は、反応が乏しいですから、先に述べたスプーンの先で口唇の間をツンツン刺激しながら、口が開いたときにスプーンを軽く口腔内に押し込み、すくい上げるように食物を口の中に流し込みます。口の周りが汚れたらすぐにおしぼりで拭ってください。言葉にされなくても、気持ち悪くて落ち着かない食事に繋がってしまいます。料理を変えて介助するときは、固形物、流動物、汁物など、食感も咀嚼も、嚥下にも違いが出ますから、丁寧に「次は○○をいただきましょうか？」と内容を声に出して告げ、同様の要領で口唇を刺激しながら、一定のリズムで介助を続けてください。いらないときは、顔をそむけるなどで反応がありますから、無理強いは禁物です。要は、介助に入る前に充分な声かけと準備を行なって、食事の雰囲気を作り出すことをしっかりやれば、嘘のようにスムーズな食事介助ができるのです。

次に、認知症の方の食事介助ですが、症状にも様々な程度があるので、ここでは重度の方を想定してみます。重度の認知症の方の多くは、今から食事をするのだという認識がありません。落ち着いて席に着いていることはなく、すぐに立ち上がってどこかに行こうとされます。このような方は、案外身体的な自立度が高く、身体能力は十分自力摂取が可能なことが多いものです。**認知症の方では、特にその方の生活歴をしっかり理解することが必要です。何人もの子どもを育て上げた方、亭主関白で何もしなかった方、人へのサービスを仕事としてきた方など、生活歴はときに、その方の生活スタイルや食事のスタイルを具体的に表わしていることが多い**のです。

立派な母親をしてこられた方などは、上げ膳据え膳で食事をしたことがなく、常に周りに気を気張りながら、自分は一番最後に食べるという食習慣を持っていたりします。そのような方には、無理に着席をしてもらわずに、食卓を拭く、配膳を手伝ってもらうなど積極的にお手伝いをお願いすることです。食事のシーンには積極的に参加が可能なのです。その方の特徴に応じた、シーンへの参加を促すことで自然な食事スタイルの演出が可能になります。

POINT▼季節の話題を持ち込むことで食卓を囲む雰囲気を演出する！

3　入浴シーンでは、家族とのコミュニケーションの要領が生きてくる

認知症の方では、入浴を嫌がる方が多いようです。理由には諸説ありますが、認知症は様々な認知能力が低下し、自己防衛への対応力も弱くなっています。認知症の方が、外出して「徘徊」し、電車の踏切に入り込んではねられ死亡するという痛ましい事故も耳にします。

ですから、本能的に防御反応が働き、無理に手を引こうとしたら、強い拒否にあうこともあるでしょう。入浴は衣服を脱ぎ、身を守るものを失いますから、裸になるという行為は本能的に危険な行為に感じてしまうのではないでしょうか？　浴槽に浸かっているときに、気持ち良いですかと質問すると、案外気持ち良いという返事が返ってきますから、入浴そのものを嫌っているわけではないと思います。

認知症の方を居室で入浴に誘うと、しばしば「今日は止めときます」「今日はしんどいからまたにします」という返事に遭遇するのではないでしょうか？　それは、入浴のシーンによい印象がない、不愉快な思いが刷り込まれているのだと思います。というのも、認知症の方がすべて入浴を拒否するわけではなく、入浴の声かけをするといそいそと行かれる方も多いのです。

この違いは何でしょうか？　入浴シーンを観察していると、あることに気がつきます。入浴を嫌がらずにいそいそと行かれる方は、男女を問わず、とても周りの方に親切だということです。特に脱衣場では、靴下や長袖シャツの着脱時に大いにてこずっている方を見つけると、必ず親切に手伝おうとされます。靴下を脱がそう、はかそうと懸命に頑張る方もいます。まるで、

家族の人にするように親しげにされているのを見ます。

このことは何を物語っているのでしょうか？　それは認知症の方は、必ずしも社会性を失っているのではないということです。その証拠に、先に語った「注文を間違える料理店」や「認知症カフェ」で、懸命にサービスしたり、気配りしたりするのを見ます。それは、社会性が活発に活動しているということです。

認知症の方は、判断能力が衰えているために、AかBかという選択は苦手のように思います。居室で、「さあ、これからお風呂に行きますよ」という問答無用の迫り方をすると、行きたいのか行きたくないのか、自分の置かれている状況が充分に把握できていないために、どうしても「行かない」という消極的な選択となることが多いものです。

また、強いられるというニュアンスは、本能的に防御本能が働いて消極的な選択に追い込んでしまいます。まして、前回の入浴を渋々行なったとか、押し問答の末にようやく入ったなどということであったら、思いがフラッシュバックしてきて、万事休すとなるのです。

入浴は、熱い、冷たい、寒い、暑いなどの感覚的に大きな変化のある「面倒なもの」の一つです。認知症でなくとも、当初の不快感、面倒くささなどが思いに浮かび、反応は重くなるのが自然と言えるでしょう。認知症ではない方、理性的な判断ができる方は、それでもきちんと入浴に向かわれますが、入浴の習慣が乏しい在宅生活を送ってきた方や認知症の方は、想像以上に重いものです。

私は、このようなときには、**家族的なコミュニケーションを持ち込むことをお勧めします。**

家族的なコミュニケーションというのは、家族はお互いに助け合うコミュニティであるということですから、入浴する方々の精神的な助け合いのシーンを持つということなのです。

認知症の方に「お風呂ですから行きましょう」は、通じにくいことには触れました。また、別の場所を言って騙すように、風呂場に連れていくこともマイナス面が多いと思います。

「これから、お風呂場で困っている人がいるので、一緒に行って手伝ってあげていただけませんか？」というように、共同作業を提案するのです。家族と同じように、一緒に何かをすることは、人の役に立てるという生きがいに直結しますから、健康的に問題がない限り拒否に会うことは少ないものです。

そして、一緒にお風呂場に向かいますから、「散歩に行こう」のような嘘をついているわけではありません。お風呂場に入ったら、まず、何か一つやさしい作業を頼んでみることです。籠を片付ける、イスを並べてもらうなどで十分だと思います。少し、高度なことになりますが、浴室に誘導されてきた方で、入浴を嫌がっている方がいれば、お風呂に入るように勧めて欲しいと頼むことも有効です。風呂場や脱衣場の熱気や雰囲気から、入浴のシーンが身近となり、動き回ることで汗でもかかれていたら、「ついでにお風呂入りませんか？」「そうだねえ」となり、入浴されたことが実際にありました。

その後も、お風呂はお手伝いの場であると認識してもらうことで、少なくとも浴室までの誘導は楽になります。いつも、このように自身が入浴することに繋がるとは限りませんから、「今日は入らない」という主張をされた場合は、絶対に無理強いをしてはいけません。職員との信頼関係のほうが、より重要であることは言うまでもないことです。

POINT▼家族と同じように〝協同作業〟を提案しながらお風呂へ誘う

4 「入浴介助」では、意識的なコミュニケーションが事故を防止する

入浴介助は、利用者自身が衣服をまとっていない、水を扱う現場である、温度変化の多い現場でもあるということなどから、施設の中では一番危険度の高い場所であると言えます。

時々、介護現場で、お風呂で利用者にやけどをさせたとか、ありえないことなのですが、浴槽で溺れさせたという事故の話を聞きます。事故や健康被害の発生しやすい現場の一つであることは間違いありません。

では、この事故防止はどのようにして確実なものとしたらよいのでしょうか？　入浴にとどまらず、介護の現場では事故はつきものと言っても過言ではありません。事故を完全に防止するということは、原則的に不可能です。ヒューマンエラーは不可避であると考えるべきです。

大切なことは、**事故の被害を最小限にすること、事故後の対応能力を最大限に高めること**です。電車の運転士や車掌は、よく指差し確認ということを行なっています。声に出し、行動で一つひとつ確認して事故防止を図っているのです。しかし、介護現場では、いちいち声を出しての、指差し確認を行なうことはできません。それに、介護現場の一日は、多種多様な性格も方法も異なる様々な業務が、時間単位で入れ替わる現場ですから、一つずつの動作を確認、確認で進めていくことには適していません。

ポイントとなるのは、いちいち意識的な確認動作を取らなくても回避できる仕組みを作ることです。つまり、自然な動作の中に事故防止の手順を潜ませることなのです。ここでは、入浴

介助におけるこの手順について話したいと思います。

入浴介助というと、利用者は基本的に受け身になり、声かけも最小限になりやすいものです。着脱も「腕を上げてください」や「左足をこっちに向けてください」などの指示に偏ったものであることが多いものです。ですから、入浴の一連の手順は、介助者本位になっています。前述したような、**入浴中の事故は、この介助者本位になっている手順の中から起こっている**と言えます。浴槽でやけどをさせてしまう、一般には、湯温の管理は機械の温度設定に頼らず、自分の手を湯につけて確認するというのが常識です。しかし、現実に利用者がやけどをしてしまうということは、この手順が完全に欠落していたということです。施設のボイラーで沸かしたお湯は、通常は、60℃で循環を始めます。やけどの事故は、おそらくこの60℃の湯温によってだと思われます。

では、なぜこの大切な安全手順が欠落するのでしょうか？　それは、日常では機械は正常に作動するので、ほぼ適温のお湯が注がれています。介助者は事故に遭遇しない限り、この設定動作に慣れてしまい、**自らの手での湯温確認の手順を勝手に省いて、機械を信用することに慣れてしまう**のです。決して、業務の多忙さが事故を引き起こすのではありません。過去に、統計を取ったことがありますが、施設で様々な事故が発生する時間帯や状況は、実は職員数が最も充足していて、業務密度の低いときに頻発しているのです。

それは、**この手順を省いてしまう慣れと同様に、見守る目の多い職員数のときほど、相互依存の関係が発生するから**だと言われます。では、どのようにしてこの慣れによる事故、相互依存による事故を防止すればよいのでしょうか？

それは、**ルーティンの手順の中に自然な確認動作を織り込む**ことです。たとえば、この湯温の確認ですが、利用者をからませないで一人で行なえば、手順の省略が可能になります。それを防ぐために、施設では、複数名での確認を奨励しますが、実際の業務シフトでは、入浴そのものの介助者は複数名で構成されていても、事前の脱衣場の準備やお湯を張ることなどは、担当者が1名で行なっています。一人で充分な作業量だからです。

実は、ここにこそ「声かけ」と「傾聴」のスキルが生きてくるのです。浴室に案内するときには、欠かさず、お湯に浸かるように勧めながら「お風呂が好きかどうか」から始まり、「熱いお風呂が好きか」「ぬるめが好きか」を聴くことを自身のルーティンにしてしまうのです。「ぬるめが好きですか。私と一緒ですねえ」という会話が自然と湯温の実際の確認に導き、「ちょっと熱いかもしれませんけど」などという「声かけ」で、お湯を確認しながら入ってもらう動作に繋げていきます。

もともとお風呂は、会話を楽しみながら入るものではありませんか？ 温泉に行けば家族や友人と「いいお湯だなあ」とか、浴室では自然に会話をするものです。施設においても、お風呂を楽しみにされている利用者も多いものです。日常的に、「聴く」スキルが身についていると、どのようなシーンでも利用者からニーズを引き出して、最大限の満足を提供しようとするものです。洗身や洗髪のシーンでも、確実でしっかりした声かけができていれば、傷口をこする、耳にお湯が入るなどの不愉快な小さな事故も確実に防ぐことができます。「傾聴」技術は、自然であるほど、その威力を発揮するのです。

POINT▼安全手順を省いてしまう、介助者本位の手順が事故を起こす

5 「口腔ケア」は、感染症予防の最重要ケアであることを知ろう！

どこの施設でもインフルエンザなどの感染症予防のマニュアルは整備されていると思います。感染症の蔓延は、施設の維持に大きな影響を与える重大事です。インフルエンザ以外にも、厄介で感染力が強いものがノロウイルスです。最近は少なくなりましたが、ヒゼンダニが媒介する疥癬もあります。

それ以外にも様々な感染症がありますが、日本の高齢者の死因で高い位置を占めているのは、**肺炎**です。肺炎も間質性肺炎やマイコプラズマ肺炎など、あまりたちの良くないものもありますが、施設で怖い肺炎は、**誤嚥性肺炎**です。ときには、誤嚥性肺炎は、「サイレントキラー」でもあります。利用者が風邪症状を呈して、「咳が取れないねえ、一度内科で診てもらいましょう」と受診をしてX線撮影をしたら、肺が真っ白で重度の肺炎を起こしていたということがあります。また、高齢者は、よく低温肺炎を起こし、高熱が出ないこともありますので、咳が止まらないことから、ようやく実は進行した肺炎であったと判明することがあります。

このような肺炎の多くが、誤嚥性肺炎です。**食事介助でも触れましたが、嚥下の確認が必要なのは、この誤嚥を防ぐためであることは承知のことと思います**。飲み込みを誤る、いわゆる喉詰め事故が、介護現場では時々起きるものです。そのようなときには、看護師が中心となって、吸引器を投入して対応するものですが、この場合は誤嚥したことが明らかなので、緊急処置をした後で、すぐに入院などの処置を取り、肺炎への的確な対応を行ないます。誤嚥性肺炎の怖さは、このような喉詰め事故だけではありません。

実は、誤嚥性肺炎で最も怖いのは、喉詰め事故ではなく、口腔内の食べ物の残渣物が就寝中など唾液の分泌が悪いときに、無意識に気管から肺へ入り込むことです。

嚥下をするときには気管への気道の口をふさぐ弁が閉じて、食べ物は食道に流れていきますが、高齢者ではこの弁の働きが鈍くなって、食べ物が喉に侵入してきても、きちんと機能しないことがしばしば起きています。就寝時は、特に唾液の分泌が悪いので、食道にかけての滑りも悪くなり、食べ物がこの気道を閉じる弁にからみついたりすることもあるそうです。

そして、弁の機能不全が原因で、知らず知らずに、食物の残渣物が、気道から気管に入り込み、肺へと侵入してしまうのです。我々健常者であれば、気道から気管に異物が侵入してくると、むせたり咳払いの力で吐き出すことができ、事なきを得ますが、高齢者ではこの力が弱く、むせてもきちんと排出できないことが多いのです。

食事介助をしていて、みそ汁など塩分の強い汁物を摂取してもらうときにむせる場合がよくありますが、高齢者はこのむせや咳がなかなか止まないことに遭遇します。それだけ、排出する力が弱いのだということです。

このような**誤嚥を防ぐために口腔ケアというものがあります**。もちろん、自分の歯で食べることができる方は、歯みがきは虫歯予防に重要なケアなのですが、介護職員は、歯みがきは誤嚥予防の手段であると心得るべきです。義歯の洗浄やケアも同様の目的だと考えてください。歯ブラシによるケアも大切ですが、口腔内には歯茎の下や溝に、どうしても食物の残渣物がたまります。かなり強力にうがいをすることで、洗い流すことが重要です。

口腔ケアの重要性は、認知症や重度の方々にとどまりません。自立度の高い方ほど、注意を要すると言ってもいいかもしれません。重度の方や認知症の方は、あらかじめ嚥下に問題があるとして、主食はおかゆとか刻み食などというように嚥下への配慮が存在しますが、自立度の高い方は、間食やしっかりした固形物を摂取していますから、口腔内の残渣物への配慮は特に重要であると考えるのがよいと思います。

自立度の高い方は、しっかりと自分のプライドもありますので、歯みがきの仕方やうがいの仕方を指導しようとすれば、軽い拒否にあうものです。ましてや、口を開いて口の中を見せて欲しいと言えば、強い拒否にあうのは間違いありません。

では、どうやって自立度の高い方の誤嚥性肺炎を予防すればよいのでしょうか?

基本的には、うがいを施設のルーティンとしてきちんと定着させることです。強い拒否にあうのは、自分だけが言われていると思い込むことにあります。施設全体の約束事にしてしまえば、誰でもやることだからという大義名分が生れます。歯みがきまでいかなくても、「ぐちゅぐちゅ、ぺっ」だけで、かなり口腔内の残渣物は洗い流せますから、静かに動作を見守ることでよいと思います。要介護度の高さにかかわらず、機会があれば高齢者の嚥下能力や唾液の分泌力、誤嚥性肺炎のメカニズムなどを介護職員はしっかり勉強する機会を設けるとよいでしょう。

地域の歯科医師会や訪問診療の歯科医さんでも、介護施設の職員に向けて、出張で「口腔ケア研修」をしてくれるサービスも最近目にすることが多いので、職場で検討してみるのもよいと思います。

POINT▼歯みがきは誤嚥予防の手段と心得る

6 口腔ケアで問題となる、認知症の方のケアの仕方をどう考えるか

最近の歯科医は、特に施設の高齢者に対して訪問歯科診療をするところが多く、わざわざ受診に出かけることが必要なくなってきています。

自立度が高く、自身や家族同伴で信頼する歯科医の受診を希望される方は、そのまま受診を継続されたらよいと思います。最近の歯科診療所は、専用車両での訪問診療だけではなく、2週に一度などの頻度で、歯科医の指示を受けた歯科衛生士の「口腔ケアサービス」も普及してきました。歯科衛生士さんが、複数名で来訪し、歯や歯茎のチェック、歯茎のマッサージなどをしてくれます。また、歯みがきの仕方やうがいの仕方も丁寧に指導してくれます。介護職員から言われたら癪に障るようなタイプの方でも、若い歯科衛生士からであれば、素直に耳を傾けておられる光景を見たことがあります。

最近の歯科医や歯科衛生士は、口腔ケアの重点を「誤嚥性肺炎予防」に置いてきています。虫歯のケアや義歯の不具合の調整だけではなく、一人ひとりの利用者さんの口腔ケアのカルテを作り、ケアの実績や内容を記録して、系統的に指導してくれるサービスを取り入れている訪問歯科診療所もありますから、検討してみる価値があるかもしれません。

介護現場で、口腔ケアの問題となるのは、やはり認知症の方のケアの在り方であるように思います。私の経験でも、誤嚥性肺炎で入院になるケースや、重度化してしまい退居に繋がるケースは、やはり認知症の方に多いと思います。認知症の特徴の一つは、アルツハイマー型に顕

著ではありますが、おおむね、全体的な身体機能の衰えに現れてきます。免疫機能も含めて、身体の防御機能が低下しているということをよく聞きます。

だから、認知症の方が誤嚥性肺炎を起こしてしまう可能性は、他の方より高いと考えて間違いないと思います。特に重度の認知症の方は、異物を食べようとしたり、清潔と不潔の認識ができなかったりします。さらに、食事をしているという認識に乏しいですから、摂取量や食事の終了などへの認識がなく、口腔ケアへ持ち込むのに介護職員が苦労しているという話をよく聞きます。

食事の終了は、職員が十分に摂取できたことが確認できたら、食器類をすぐに片付けることで、本人はある程度認識できます。片づけを手伝っていただくなどして、終了のけじめをつけるようにしてください。その後の口腔ケアですが、よく洗面所の前で、利用者と介護職員とが争うように、すったもんだしているのを見かけたりします。口を開けてもらい、歯ブラシで口腔内を清拭しようとするのですが、相当な抵抗に遭っています。また、うがいするという行為が伝わらず、うがい液を飲み込んでしまうこともよくあります。

なかなか職員の意思が伝達できずに手こずってしまうのに対して、何かよい方法があるのでしょうか？　残念ながら、こうすれば確実に口腔ケアができるという魔法はありません。重度の認知症の方に関しては、**目標設定を変更する**ことをお勧めします。歯を磨く行為ができないのであれば、歯を無理に磨く必要はありません。最近は、口腔洗浄液で、刺激が少なくて殺菌効果の高いものが市販されていますから、それを利用するのもいいでしょう。歯ブラシを無理やりくわえて、肝心の自歯を折ってしまったということもあります。

口腔ケアは、無理をしても、労力の割りに成果が上がらないものです。認知症の方は、自身が認知症であるという自覚がありませんが、他者への関心や興味は結構生きており、社会性を維持できていることが多いので、口腔ケアには工夫が必要です。

口腔ケアを口腔洗浄に目標を変更して、食後と就寝前に口腔洗浄の習慣づけができれば、充分に目標はクリアしたことになります。認知症の方と外出してみると、案外容易にできるのですが、一緒に歩きながら手を繋いでみたことはあるでしょうか？　手を差し出せば、かなりの確率で握ってこられます。他者との共有、共存は本能的に残っています。**可能であれば、この特徴を生かして、職員と一緒に、うがいをする習慣をつけてみてはいかがでしょうか？**　同じ容器やコップを用意して、うがい液を口に含み、「ぐちゅぐちゅ、ぺっ」を一緒にできるように仕向けてみてください。おそらく、最初はなかなか意味を理解してくれないとは思いますが、同じようにコップを持ってもらいながら、顔を見合わせてうがい液を「ぐちゅぐちゅ」する行為を働きかけていると、必ず真似をしてうがいをするようになります。

大切なことは、やはり「声かけ」にあります。うまく吐き出せたときには、大いにほめてあげること、お互いにほめ合えるような親しい関係性を築ければ、職員がうがいをしなくても、コップを渡しただけでできるようになった例もあるのです。

最後に繰り返しますが、誤嚥性肺炎を防ぐことは、感染症予防の基幹をなしていること、そのことが利用者の健康で安定した生活の実現につながることを理解して、積極的に口腔ケアに取り組んで欲しいと思います。

POINT▼一緒にうがいをする習慣をつけるなどを実践してみる

7 「排泄介助」「トイレ誘導」が困難な場合にも、聴く技術は活かせる

日常の介護シーンで、「排泄介助」と「トイレ誘導」は欠かすことができません。しかし、利用者によっては、かなり困難さを伴う介助の一つであることも多いと思います。これらの困難さは、利用者にとっては不快な介助であることが多いからです。認知症の高齢者は、排泄の自覚が乏しく、自ら進んでトイレに座ることや、おむつ交換を要求されることは稀です。

おむつの中で排泄することは、経験したらわかりますが相当に不快なものです。排泄物で肌がただれたりすることもありますし、滞留している言いようのない不快感から、認知症の利用者や寝たきり状態の利用者は、ついついおむつを自分で外してしまいます。また、弄便というような、便をいじる不潔行為もしばしば起きます。その都度、介護職員は、大いに振り回されることになります。

ときには、排泄量が多く、おむつから大量に漏れてしまい、ご本人の更衣だけではなく、ベッドマットまで沁み込んでしまって大変なことになるケースもあります。特に、朝の食事誘導の時間帯などに起きて、おおごとになった経験をお持ちの方もいるのではないでしょうか？

このようなことの起きる原因の一つに、「排泄介助」と「トイレ誘導」の計画性の考え方に問題がある場合があります。介護保険制度以前の特養では、いわゆる「集団処遇」というものが一般的でしたから、施設のケアは「何でも一斉に」ということが行なわれていました。排泄介助の時間になれば、おむつカートを押しながら居室を回り、機械的におむつ対応者のおむつ

を替えて回るということをしていました。

利用者の排泄のリズムもタイミングも全く考慮することなく、排泄があろうがなかろうが、すべて交換することが行なわれていたのです。当時は、今のように紙おむつではなく厚い布おむつでしたから、その交換の労力は大変なものでした。

その後、介護保険が導入され、制度として施設と利用者の個別の「契約」に変わり、対等な関係性が持ち込まれてくると、個別のニーズの主張が出てくるようになりました。そして、「集団処遇」から「個別処遇」ということが取り入れられるようになって、この「何でも一斉に」のケアの在り方が大いに見直されることになりました。おむつカートは、影を潜めるかあるいは使い方が変わり、新人職員がカートの後を懸命について回る光景はなくなりました。しかし、排泄介助の形は変わりましたが、内容的には大きな変化はなかったのです。

おむつカートに代わり、一人ひとりの利用者を訪室しておむつ交換をする形態だけが変わったのです。排泄の有無にかかわらず、相変わらず「定時交換」の原則は変わりませんでした。しかし、最近はこの「定時交換」の在り方そのものが見直されて、「随時交換」の考え方に変わってきています。

先に述べた「排泄介助」や「トイレ誘導」の困難は、この個別ケアへの対応の不充分さから起きていることが多いのです。なぜ、不充分さに陥るかと言えば、それは「排泄介助」の目的が不明確であることからなのです。この利用者は、おむつ対応しかないと決めつけてはいないでしょうか？　排泄の在り方を巡って、ご本人や家族と真剣な話し合いを行なったでしょうか？　多くの施設で、「おむつ外し」の取り組みが行なわれています。あなたの施設ではいかがでしょうか？

実は、おむつ対応は、作られた介護であることが多いのです。特に、療養型病床にとどまらず、急性期病院などではとりわけ介護力を持っていませんから、ポータブルトイレを含むトイレ誘導が可能な患者に対しても、介護の人員不足から安易におむつ対応にしてしまうのです。

ご本人がトイレに行きたいと訴えても、全く認めてもらえないということを多く聞きます。だから、その病院から特養などの施設に入居されてくる場合には、アセスメントの基本データが、「排泄はおむつ対応」となっているのです。実は、完全にトイレで自立可能な患者であっても、「夜間はおむつ対応」というケースを数多く見ます。理由は、「本人が夜間は不安だから」となっています。ここには、明らかに援助者と利用者の間の基本的な「対話」は存在していないのです。夜間が不安なのは、夜間は人員がいないから、トイレ誘導できませんという病院、施設の回答があるからなのです。本人の思いへの配慮は存在していません。

排泄介助やトイレ誘導で、不愉快な経験を多くされてきた利用者は、はなから自分の思いは無視されると考えてしまっておられます。しかし、自分の思いを抱いている方は特に、また認知症で思いを表現できない方であっても、ご自分が望む排泄の在り方というものがあるのです。排泄のシーンで介助や誘導にてこずるという困難さは、ここに対話がなく、思いへの「傾聴」がないからなのです。嫌なことは嫌だという主張を、本人のわがままや無理解のせいにしてしまえば、一歩も進歩は生まれてこないでしょう。ここでも、どうして欲しいのかという、利用者のニーズに寄り添う「傾聴」が大切なのです。

POINT▼排泄介助にも利用者のニーズに寄り添うことが求められている

8 「トイレ誘導」による「排泄の自立」が達成できれば、生きる自信を生み出す！

先に述べた排泄介助の困難さは、実は排泄介助の「計画性のなさからくることが大変多い」のです。排泄には、人間であれば一人ひとり特徴があり、異なるものです。コーヒーなどの嗜好品や飲んでいる薬の影響で、利尿効果の高いこと、便が緩くなりやすいこと、下剤の影響等、排泄行為に影響を与える原因が明確なことも十分考慮しなければなりません。

私は、時間帯によっては、排泄介助に当たる人員が不足して困るという施設の実態を研究したことがあります。業務の流れを分析すると、どうみても食事時間や入浴時間など、ある程度業務の時間軸で縛られている実態が浮き彫りになりました。重要なケアには、多くの人員が必要であり、排泄介助は個別ケアに移行していた場合、どうしても排泄介助の人員は不足しがちにあることがあります。一人ずつ排泄のパターンが違っても、離床の時間帯や食後の時間帯など排泄介助のニーズが固まりやすい時間帯というのもあります。

ここにこそ、計画性を持ち込む必要があるのです。計画性とは、個々の利用者の排泄パターンを把握することから始まります。離床時間帯などに、介助が集中しないように、引水やティータイムを工夫したりしながら、24時間の排泄パターンを把握していくのです。この調査は、職員個人ではできませんから、ユニットなどチームで動く職員すべての協力が必要になります。排泄表を工夫して、排尿と排便の時間、量などを一定期間みんなで記録し、頻度、パターン、量などを分析するのです。夜間帯も同様です。昼間だけのデータでは何も解決には繋がりません。夜間帯のトイレ誘導は、起こしてトイレに座っていただき、排泄のデータに基づき、その場を離れても問題が起こりにくいということが可能であれば、トイレにつきっきりでいなければならないということはありません。

夜間帯に、トイレ誘導ができれば、完全におむつ外しができます。おむつ対応者を減らし、排泄の自立を達成することは、利用者に活気をもたらすことができます。また、おむつ交換の頻度や数が減り、介護職員の仕事量を全体として減らすことにも繋がっていきます。

そして、排泄の自立は、利用者の生きがいの復活を生み出せるのです。人間が生きていく上での生きがいを支えているものは、実は自立できているという自信です。高齢で矍鑠《かくしゃく》としておられた利用者が、肺炎などで入院してしまい、例によって病院でおむつ対応に甘んじたとき、心の中にあった自立の気持ちと自信が崩壊して、一気にＡＤＬが低下した実例を多く経験してきました。「とうとう、下の世話まで人様の世話になるとは」という思いは、人間としてのプライドや自信を粉々に砕いてしまうことがあります。

自分でトイレに行けて、おむつに頼らなくてすむのだという自信は、行動の自由も増えると同時に、可能な限り自分のことは自分でしようというふうに変わってきます。

これらのすべての入口は、**排泄パターンの把握**にあります。利用者のＡＤＬを高め、身体的な自立を援助することは、「排泄介助」と「トイレ誘導」の目的を明確にしてきます。そのための努力は、排泄はどうしたいのか、自分の排泄はどのように援助して欲しいのか、利用者としっかりと話し合う必要があります。「傾聴の技術」がここでも重要なのです。「聴く」技術は、双

利用者には、あなたが真剣であることをまず伝えなければなりません。

方向のやり取りを導くために必要であることは、これまで何度も述べてきました。そのためには、しっかりとニーズに迫り、寄り添うことが肝要なのです。就寝前に「トイレにもう一度行っておきませんか？」と声かけをして、その際に、食べ物の話などから水分の摂取量も大まかに理解でき、翌朝に大量の失禁を招くということもなくなります。失禁の苦痛と羞恥から救い、安心して安眠してもらえるために、このたった一言の声かけが重要なのです。**真のニーズに迫り、先んじて対応することで、利用者のプライドと自信を守る**重要性をしっかりと銘記して欲しいと思います。

認知症の利用者にトイレに座ることを説明しても、意思疎通が叶わないことは普通ですから、ついつい意思に逆らって、半ば強制的にトイレ誘導をしようとするシーンにお目にかかります。やっとの思いでトイレに座っていただけたと思ったら、別のコールが鳴り、それに対応するためにトイレを離れる、戻ってくると、自分で始末しようとして失敗、後始末に追われて大変だったという経験もあるでしょう。

データとニーズに基づかない介助は、このように惨憺たる結果を招くことがあります。排泄のタイミングをとらえて、タイムリーに誘導できれば、案外、利用者は無事に排泄を済ませてくれます。

意思疎通を欠くと、ニーズを無視した強引な介助を生み、様々な失敗に繋がります。ニーズというのは、何も明確に意思表示されたものだけを言うのではありません。データや行動パターンから把握した、静かなニーズへの的確な対応が重要なのは、言うまでもありません。

POINT▼排泄介助が集中しないよう計画を見直してみよう！

9　コミュニケーション・ツールの活用がチームの連携改善につながる

施設での介護は、チームの連携で活動するわけですから、良好なチームワークは欠かせません。施設の業務の特徴は、メンバーが一堂に会して活動するのではなく、早出や遅出、日勤、夜勤の４つのシフトで24時間切れ目のないサービスを提供することにあります。そのことは、利用者や業務に関する情報が、メンバー同士が顔を合わせることなく、絶え間なく流れ続けることを意味しています。シフトの組み方によっては、同じチームのメンバー同士がなかなか顔を合わせることがなくて、「久しぶり」みたいなあいさつになったりします。

しかし、そんなことには関係なく利用者の生活は切れ目なく続きますから、援助者による介護や介助に違いが生じれば、生活に混乱がもたらされてしまいます。特に、利用者の体調不良で、ルーティンのバイタルチェック以外に検温を継続して行なっている場合に、その情報が正しく伝わらなければ、健康管理に問題が出てしまいます。

また、看護職員など検温の情報を管理しているスタッフに情報が伝わったのに、検温の中止を正しく伝達しなければ、不要な検温が続いてしまいますし、中止という言葉だけが伝われば、なぜかという疑問と中止後、「どうするの？」と対応に迷うという混乱も予想されます。

先に述べた、排泄パターンの把握のための「排泄チェック表」など、情報が正しくフローしていなければ、チェック表の目的や意義が正しく把握されていないために、チェック内容に欠落や不備が生じてせっかくの調査が無に帰すこともあり得ます。

これほどチームにおける情報のフローは、重要な意味を持っているのです。チームにおける連携がうまく機能していないために、ケアがバラバラだという嘆きを聴くことがあります。なぜこのようなことが起きるのか、理由はいろいろ考えられます。一番ポイントになるのは、**情報発信者の問題**です。たいていは、この情報発信者になるのは、チームのリーダーや経験の豊富な職員です。発信される情報の内容が中途半端であるとか、伝えるツールが不適切であると混乱をきたして、情報は不完全でまばらにしか伝わらないということになります。この場合、多くは伝え方に問題のあることが多いと思います。

介護現場のスタッフステーションには、様々な情報が集中し、伝達のツールにも様々なものが用意されています。ホワイトボードには、スケジュールや来訪者情報などが書かれていますし、申し送りノートには、朝と夕の申し送りの内容が記載されています。出勤して来た職員は、欠かさずこれらに目を通して業務に当たっています。

最近は、個人情報の管理は最重要事項ですから、ステーションには関係しない職員や利用者の目に触れてはいけない情報を掲示していません。バイタルの数字や病名、服薬情報などは、個人が特定されてはいけませんし、電話番号や住所も同様です。居室入口の名札も、希望しない方には掲示しないことも一般化してきました。

適切な情報管理体制の中で、業務に従事する職員に対して、確実に必要な情報を伝達することとは、非常に神経を使う高度な管理能力を要するのです。情報には、チーム全体に遅滞なく伝えるべきものと、担当する職員間でのみ伝えるべきことに、大きく分かれてきます。また、最近はＩＴの普及で、介護日誌や記録が、介護ソフトを利用してパソコンに入力されることが一般化しています。利用者情報だけでなく、施設全体に関わる情報、職員に関する総務的な情報もパソコン入力されていることがあります。

パソコンの情報の欠点は、一度に全体を見ることができない、違う情報を同時に並べて比較できないなどがあります。マウスをスクロールして、情報を閲覧していくわけですが、忙しい介護職員は、慌てて閲覧したために、すべてをスクロールしてしまい、途中をとばしているのに気がつかず、見終わったものと早合点して閲覧を止めてしまい、間違った情報を持ってしまうというリスクも考えられます。

チームの連携がうまくいかないということは、個人間の人間関係に問題のある場合もありますが、多くはこの情報管理に問題があることが多いのです。述べてきたような、様々な違いや問題をどのように回避するのか？　利用者情報を、数多い利用者の個人ファイルをいちいち繰ってというわけにはいきません。そこで、前述しましたが、利用者情報は一冊の手書きの重要事項連絡ノートなどに集中することをお勧めします（79頁参照）。情報によって、黒、赤、青の3色を使い分けることも提案したと思います。通常の情報は黒、特記事項や緊急情報は赤、指示事項の終了や報告は青という色分けは、案外スムーズに情報を伝えることができます。

介護ステーションによれば、よくパソコンの画面の端などに、小さなメモ用紙や付箋を張り付けたりするシーンを目にしますが、これは便利なようで実は、順序や重要性が書いた個人の主観に任されてしまい、情報を確実に伝達することにはなりません。情報伝達は、手書きノートのアナログが案外力を発揮します。工夫して欲しいと思います。

POINT▼情報を〝一冊のノートにまとめる〟ことで伝達のもれを防ぐ

10 「申し送り」では、事実と数字で話す習慣をつける

介護のチームプレーをうまく機能させる重要な会議は、言うまでもなく「申し送り」です。「申し送り」は、施設により様々な時間帯で、時間の長さや場所、立ち位置などのいろいろなバリエーションがあると思います。私が介護現場で見た、悪い「申し送り」の在り方は、いわゆる「申し送り」のための「申し送り」をやっていて、時間をかけすぎているものです。

何のために「申し送り」をするのか？　言うまでもなく、それに続く業務が円滑に進められるためにです。言い換えれば、この目的にかなわない内容は、断固として排除すべきだと言うことです。簡単に言えば、誰もが読んで理解できるような内容は、記録や通常の伝達ノートを見ることで十分だということです。

大切なことは、「申し送り」を挟んで違うシフトからシフトに、きちんと同質の必要なケアが行なわれるように担保することこそ重要と言えます。要注意の利用者の情報は、推測や見込みで話してはいけません。基本は、事実と数字のみで語るべきです。時々、利用者の様態を「○○だそうです」とか伝聞調の言い回しを使っている現場を見ますが、これは不可です。

また、熱発の報告なども、昨日の発熱からの状態を伝えたいのか、これからのシフトで何をして欲しいのかがはっきりわからない発言を聞くことがあります。経験の浅い職員は、できるだけ多くのことを伝えなければならないと思って、内容がごっちゃになるのです。**見守り続けるのは、数字の変化です。体温、血圧、脈拍など継続して見守り続けるべき項目は、数字で話**

物です。

をするだけで充分です。状態の変化は、事実だけを伝え、「かもしれない」的な推測事項は禁

次のシフトの介護職員にして欲しいこと、看護職員にして欲しいこと、施設長など上司に伝えるべきことなどを、対象を明確にして報告してください。また、確認したい事項、確認できた事項は、断定的に簡潔に伝え、記録に残してください。

また前項で述べた「重要事項連絡ノート」のように、情報の性格によって色分けするなどの工夫をして、間違いのないようにすることです。もちろん、すべてのことをきちんとメモに取り、後で個人の記録を参照しなければならないような事項は、赤字でメモします。

時折、「申し送り」を、現場とは離れた会議室のようなところで、全員着席して行なっているところがありますが、これからの業務と行動を決めるための待ったなしの状況の中で、そんな悠長な「申し送り」というものは、会議や研修会ではないのですから、絶対お勧めできません。介護ステーションかステーションの傍で、全員メモを取りながら、円陣を組み、10分程度の手短なものが理想と言えます。

また、「申し送り」で必ずやっていただきたいことは、業務ごとの責任者と役割分担の確認です。よく、その週の責任者や役割分担を表にして貼り出しているので、確認をしないことがありますが、職員の出勤には急な病気での有給取得者や遅刻者などもあり得ますから、責任者と役割分担の確認は、日々実施することをお勧めします。さらに、できることであれば、防火、防災の役割分担もきちんと明示して、確認することが必要だと思います。

災害は常に意表をついて起こるものです。特に、夜勤のときの「申し送り」は、夜勤者全員が一同に会する唯一の機会ですから、シフトの責任者、副責任者、緊急時の搬送同乗者なども明確にして、全員で確認してください。同時に、火災や災害発生時の指揮者、誘導担当、放送担当、連絡担当なども確認できたらなおよいと思います。

このように、役割や責任を確認することで、本人の自覚も改めて促せますし、適度な緊張感をもたらすことができます。最悪の「申し送り」は、ダラダラとメリハリのないものです。

介護ステーション内での「申し送り」は、もちろんコール対応はできるのですが、全員かそれに近い人数が一カ所に集合しますから、廊下やホールでの見守りの目が減少します。私が施設長の頃、この申し送りの時間帯に、「申し送り」の現場のすぐそばで、重度の寝たきりの方が車イスから転落するという事故を経験しました。10人近い職員の目が誰一人、傍のホールに向かっておらず、死角となってしまい、転落の瞬間を誰も目撃していないという事態を招いたのです。

事故は常にこのようなスキをついて起こり得るものなのです。申し送りのとき、ステーションの外を見渡せる位置に職員を配置して、目を配りながら「申し送り」を進めるとよいと思います。誰のための、そして何のための「申し送り」か、つまり、利用者が安全で快適な生活を過ごせるようにするためであることを忘れてはならないのです。

このように、「申し送り」は、事実と数字のみで、簡潔かつ緊張感を持った情報伝達と確認の場にしていただきたいと思います。

POINT▼業務を円満に進めるために「して欲しいこと」を簡潔に伝える

11 家族とのコミュニケーションルールは「こまめな連絡」と「悪い連絡こそ迅速に」！

特養などの介護施設では、利用者の家族は、面会の頻度の高い家族とほとんど来ない家族に二極化していますが、家族の役割は、施設とのコミュニケーションの良し悪しにかかわらず重要なのです。特に、利用者の容体が急変して、病院に救急搬送された時など、生命に関わる事態のときには、家族の役割は大変重要となります。

本人の意思確認ができない重篤な状態のときは、気管切開や緊急手術などの同意は、家族にしかできません。施設で一番困る事態というのは、身寄りのない利用者がこのような事態になったときです。たとえ施設長といえども同意書に署名することができません。私も、施設長時代にこのようなシーンに遭遇したことがありますが、結局、医師の判断に委ねざるを得ず、施設長としては、何かあった場合の「身元引受人」になる選択をしたことがありました。

特に、誤嚥や転倒事故などの重大事故が発生したときには、家族は、病院から手術などの重要な同意を求められると、当然のように、なぜ重大な事態に至ったか、経緯など詳しく施設の責任に繋がることを問うてきます。施設の過失なのか、重篤になるまで見逃していたのか、施設に対して疑念の目を向け、厳しく問いただしてくることがしばしば起きています。

最近は、医療過誤と同様に、施設の責任を問うて賠償責任を求めてくる「介護訴訟」も頻発するようになりました。このような事態は、施設の経営上の打撃となると同時に、社会的な責任を問われ、大きなダメージとなります。日常から家族と良好なコミュニケーションや情報提供が行なわれていないと、このような事態の発生時に大いに苦労することになってしまいます。

私が施設長の頃、誤嚥が疑われる呼吸困難から、死亡に至った事故が発生したことがあります。夕食時には特変がなく、就寝時に突然呼吸困難が起き、食物らしきものが気管に入って起こったようで、吸引器などによる緊急対応をしましたが、呼吸停止に至りました。病院搬送や嘱託医による往診が間に合わず、救急隊が到着したときは、すでに心肺停止状態で、救急隊は病院への搬送を行なわなかったのです。死亡確認のため、医師不在の施設では、警察の検死を受けることになります。家族が到着し、いわば急変であったために、家族は施設の食事介助のミス、注意の怠慢を疑いましたが、検死担当医が明確に事故死ではなく、自身の誤嚥と思われる自然死という診断を下し、施設の責任なしという説明を家族に行なってくださり、事なきを得たことがありました。この家族とは、日常はあまり報告や連絡のやり取りがなく、利用料請求に関わることぐらいしか行き来のない状態でした。

この事態を契機に、施設では、小さな切り傷や打撲傷でも、当日に小まめに家族に報告することを義務付けました。また、入居時の緊急連絡先の届けが不備であるケースなどは、直ちに整備を行ない、身寄りのない利用者については、行政担当者と緊急時の役割分担と責任関係の確認を行ないました。施設で日常行なわれている業務内容や対応をきめ細かく家族に報告して、了解を取り続ける重要さは、このような事態の発生時に明らかになるのです。

介護現場では、車イス介助の際に壁にぶつけたり、爪切りの時に深爪して出血させたりという軽微な事故がよく起こります。もちろん、担当者は看護職員に報告して、すぐに適切な対応を行なうのはどの施設でもルーティンの処置となっていると思います。

しかし、処置が終われば、このくらいなら大した問題ではないから、記録に残しておけば事足れりだと納得して、家族への報告は怠りがちです。また、いちいちこんな小さなことで電話をかけたりしたら、嫌がられる、面倒くさがられるという判断をしてしまいます。現実に、小さなことで電話を入れて、嫌そうな、面倒くさそうな家族の反応に遭遇した職員は多いと思います。このようなことが、家族へのこまめな連絡をどうしても遠ざけがちにするのです。

たとえ、日常のやり取りの少ない家族に、報告や連絡をしたときにぞんざいな対応をされて不快な思いをしていても、上記のように施設への不審につながるような事態が発生したときなどには、がらりと態度を変え、鋭い追及に変わります。しかし、従来からの小まめな報告の実績があれば、驚くほど感情的にならない冷静な理解に繋がったりするのです。

ですから、小さくても悪い報告ほど、小まめに家族に連絡するようにして欲しいと思います。報告となれば、絶対に、ただケガをしたという事態だけを伝えることはしないものです。必ず、どのような処置をした、ご本人はどのように過ごされていると状態がわかるように伝えますし、合わせて何をしていたときか、どのような状況のときかも伝わり、家族は大切な親の近況に接することになるのです。特に、重要なのは熱発や嘔吐のあったときなどです。施設側は、症状への対応と様子観察に追われ、家族への報告が後手後手に回りやすいものです。

もし、小まめに報告の習慣が職員に定着していたら、職員が誰であろうと、第一報が家族に伝わることになり、事態の発生時点での報告ができたことになります。施設でよくあるのは、病院受診や救急搬送という事態で、初めて家族に連絡を入れるということです。

POINT▼日頃からの小まめな連絡が、いざというときに役立つ

12 「報連相」は、上司にだけでなく「家族」にも重要！

前記のように、病院受診、ましてや救急搬送などは、急な転倒などの事故は別ですが、突然連絡を受けた家族は、「えっ、何があったのだ？」というような感覚になり、「今まで、施設はどうしていたのか」という疑問に行き当たります。「今まで何も言ってこなかったのに、よほど悪くなっているのか、いったい施設はそこまで何をしていたのだ？」という不信感に至ることも十分にあり得ます。

私は、熱発、転倒、嘔吐や下痢という事態が起こったときは、家族に一報を入れることを義務づけていました。第一報を受けて、施設は様子観察をしているのだ、さらに症状が変化したから病院受診に連れて行ってくれたのだという状況把握ができていたら、家族は第二報として救急搬送を伝えたとしても、納得がいくので非常に協力的になります。まして、救急搬送によって、無事に救命できたときや、逆に軽症で退院できたなどというときには、家族は施設の迅速で的確な対応に感謝の気持ちすら持っていただけるようになります。

「報連相」の中で重要になるのは、最初の報告のタイミングです。先の熱発から救急搬送という事態を例にとれば、熱発に遭遇したときに担当の介護職員は、いつ、誰に、熱発の一報を入れるべきなのでしょうか？　顔面紅潮を発見してバイタルを測定してみると、熱発していたという事実に遭遇したときに、間髪入れず、当日のリーダーと看護職員に一報を入れます。すると、クーリングや経過観察などの指示が出て、特記事項として記録が始まります。熱発や嘔吐・

下痢などの症状に遭遇したときこそ、一人で情報を保持せずに、第一報を発出して情報共有に持ち込まなければなりません。情報を受けた上司や看護職員は必ず、本人の容体を観察した上で、その後の施設長や医師への連絡に責任を負います。

このタイミングで、実は、もう一つの重要な「報告先」があるのです。それが家族なのです。先に述べたように、第一報を家族と共有しておくことなのです。容体の異変に気づいた時点が夜勤帯であるときには、まず情報共有は夜勤者同士にしておきます。先輩の職員であるなら、オンコールして、担当の看護職員に指示を仰ぐように提案するでしょう。高熱であれば、直属の上司であるリーダーや主任に電話連絡をしておくことも重要です。

このように報告をした後で、指示通りの処置をして様子観察を行ないます。さらに熱が上がってきた、呼吸に異常が出始めたなどのときは、昼夜を問わず、直ちに関係職員に「連絡」を行ないます。家族も同様と考えてください。深夜であってもかまいません。いざというときには、救急搬送することも伝えておきます。不安や疑問点があるときには、遠慮なく介護職員や上司に「相談」することです。

一番してはならないのは、不安を抱えながら確信も持たずに、「様子観察」を続けることです。夕方の申し送りになって初めて、「実は、熱が上がり、呼吸が○○」などの報告は事態を悪化させ、チームプレーを混乱させます。夕方には病院は当直医体制に変わっていますし、施設の職員も帰宅してしまいます。もっと早く、報告や相談があれば、病院受診も可能であるし、嘱託医の往診も可能なのです。

POINT▼緊急時の第一報は「家族」とも共有する！

第4章

誰でも身につけられる「傾聴の極意」

1 なぜどんな職場でも「信頼関係」が欠かせないのか

介護という仕事は、基本的にチームで行なうものです。個々の小さな業務は別ですが、職種としては、一人で自己完結するという職業ではありません。いわば職員間の「相互信頼」と「連携」で成り立つ仕事です。また、利用者との関係においても、人が人に直接サービスを提供する仕事ですから、そこにも職員と利用者の間の「信頼関係」が必要なのです。

この「信頼関係」に手ごたえが感じられないとしたら、あなたの仕事はおそらく味気ない、頼りないものと感じるでしょう。むしろ、孤立感を感じるのかもしれません。介護職員の離職がよく問題となりますが、離職理由の上位には、常に「職場の人間関係」がきています。

いじめや嫌がらせなどは論外ですが、周りの職員から置いて行かれている、ついていけていないなどの実感があるとしたら、それはこの孤立感と無縁ではありません。孤立感が高じてしまうと、とうとう「退職願」に行き着いてしまいます。

では、この「孤立感」はどこからくるのでしょうか？ 「相互信頼」が感じられない、信頼されている実感がないなど、職員間のコミュニケーションの悪さもあるでしょう。一生懸命に頑張っているつもりなのに、利用者から信頼されない、自分が担当なのに用事を他の職員に頼まれてしまうなども、モチベーションが低下して意欲の喪失を招いてしまいます。すると、ついつい自分の行動や業務範囲が委縮してきてしまいます。すると、周りの評価も「○○さんは、消極的で意欲に乏しい」などの評価に繋がってしまいます。

チームプレーで大切なことは、自分自身から周りに対して意思を明確に示すことです。でしゃばることも目立つことも必要ありません。チームは行動を決めるときに、暗黙のうちに多数決を行動の原理にしています。リーダーは、必ず何かの折には、メンバーの意見を聞いてきます。その中で多くの意見を集約して、多数決で行動を決めようとします。そのときに、自分の意見を明確に表明しなければなりません。「こんなことを言っても通らないだろう」「自分みたいな経験のない者が言ってもだめだろう」という自信のなさと消極性が、言葉を引っ込めさせてしまうのです。自分では納得ができていないのに、チームの行動はリーダーが多数決で決めてしまう、このストレスの蓄積が孤立感を次第に深めていくのです。

あなたは、勝手に「自分は話したり、表現したりするのが下手だ」と思っていませんか？「○○さんみたいに、うまく自分の意見が言えない」とは思っていませんか？　実際は、表現のうまい、下手はさして重要ではないのです。**仕事をする上で重要なのは、自分自身がしっかりと納得することなのです。納得できるまでしっかりと質問したり、個別に上司や先輩に聴いたりすることが重要なのです。**その努力を怠るから、納得できていない自分を持て余してストレスを蓄積させるのです。ここでは、しつこい人間にならなければなりません。

しつこいと嫌われると思うでしょう。そんなことはありません。上司や先輩は、後輩の成長を期待しています。質問されることは、自身での確認にもなるので、待っているものなのです。

しかし、なかなか自分自身を変えることができないでいる。

そのようなときに、力を発揮するのが、「笑顔」の持つパワーなのです。人の笑顔というものは、そもそも相手に警戒感を持たせません。「愛嬌」というのは大半がこの「笑顔」の持つ効能の一つであるのです。また、笑顔になることは、必ず自分自身の内面をも変えてきます。私が、40歳を過ぎて初めて介護の現場に入ったときに、なんの知識も経験もなくいきなり介護現場に放り込まれて困り果てていたときに、ぼんやり突っ立っている私を救ってくれたのが、車イスの、利用者のおばあちゃんの笑顔でした。「兄ちゃん、見ない顔だねえ。事務の人かい？」と寄ってこられ、笑顔で話しかけてくださいました。そのとき感じた、何とも言えない安心感と親しみ、それはおばあちゃんの笑顔からだったのです。

笑顔の持つパワーは、それほど底力のあるものなのです。そこで学べたことは、どうせ知識も経験もない、何をさせても手も遅い、だったらニコニコしていようと開き直ったことです。おむつ交換をしても、当時は重い布おむつですから、交換する手つきはおぼつかなく、しっかり身体を支える要領もわからず、おしぼりは冷めて「冷たくてごめんね」の連呼でした。しかし、声にはしなくても利用者さんは笑顔で返してくれ、こちらも精一杯の笑顔でごめんなさいをしていたのです。それからは、その利用者さんは訪室するたびに、笑顔を向けてくれるようになりました。

自信の持てない、経験の浅い職員のみなさんは、意識して「笑顔」でいてください。へらへらではありません。柔らかく口元を緩めた自然な笑顔ができれば、必ずあなたの周りが変化してきます。申し送りのとき、この笑顔の力は、リーダーからあなたに意見を求めてくる力にすらなるかもしれません。不思議なくらい、笑顔の持つパワーに惹かれて、コミュニケーションの機会がやってきます。孤立感は、必ず「笑顔」が消し去ってくれるのです。

POINT▼仕事をする上で重要なのは自分自身がしっかりと納得すること

2　誰からも「信頼される職員」が実践していること

「笑顔」のパワーで、孤立から脱してコミュニケーションの輪に入って行けたら、自然と業務を積み重ねていくごとに、必要な「信頼関係」が築いていけるようになります。変な肩の力が抜けて、自然体で仕事に取り組めるようになります。みんなの仲間になれたという実感が得られたら、次は「信頼される職員」をめざしましょう。

この「信頼される職員」には、いったい何が必要なのでしょうか？　順を追ってお話ししたいと思いますが、一番の前提となるのは、本書のテーマである「聴く」技術です。「傾聴」できることは、何も利用者に対してだけではありません。仲間同士でも上司との関係においても重要そのものであるのです。利用者との関係における「傾聴」の持つ意義は、双方向のやり取りをもたらす「聴く」技術であることは、前述してきた通りです。

では、職員間での「聴く」技術の中で、最も大切なのはどういうことなのでしょうか？　それは、**相手の発言を最後まで聴くということ**なのです。よく、会議や議論をしているシーンで、発言している人の言葉を遮って反論して、自身の見解をとうとうと述べる人を目にすることがあります。傍で見ていてどうでしょうか？　不愉快な思いにはなりませんか？

ここでは、「傾聴」は、異なる意見に対してこそ重要であることを強調しておきます。異なる意見は、自分自身のものの見方や捉え方を豊かにしてくれるものなのです。仮に自分自身の意見が正しいとしても、他人の意見を聞かず、また相手に十分に話をさせることなく、我を押し通してしまうと、その人は結局、納得ができないままストレスを溜め、間違えればあなたへの評価を感情の領域まで昇華させてしまうことすらあります。人間関係が悪化して、理由のない反感や反発が申し送りや会議の場で出てきてしまうと、修復することが困難になることもあるのです。

さらに、人から信用を勝ち得るためには、どんなことが重要となるでしょうか？

一言で言えば、等身大の自分自身でいることです。よく見せようとするあまり、虚飾を交じえて話をしがちな人は、結局信用されません。要するに、**嘘をつかないこと**なのです。自身の失敗やミスを隠さず、丁寧に誠実に報告ができることです。たとえ普段は愛想が悪くて、好かれるタイプでなくても、何か重大なことが発生したとき、「あの人は、絶対嘘を言わない」という評価は、必ず大事なときにこそ信用されるのです。

施設長という職種も同様です。おそらく施設の中では、施設長というのは職員にとって一番耳の痛いことを言わなければならない役職です。事柄によっては、厳しく注意を与えなければならず、感情に触れるような発言もしなければなりません。普段から、煙たがられる存在であることが多いのです。しかし、いざ緊急時事態が発生したときに、職員は決して自分たちに甘い上司のもとには行きません。厳しくとも事実をはっきりと告げ、嘘をつかない「嫌いな」施設長の指示を仰ぎに来るものなのです。

また、信頼される職員に共通することと言えば、**報告事項の正確さ、つまり数字や情報には必ず確認を入れて万全を期す人です**。そのような人は、手書きの記録でも丁寧な字や数字で記入しているものです。連係プレーで成り立つ介護現場の業務では、正確な情報が生命線となります。不確実な情報に振り回されていては、せっかくの業務分担や責任の割り振りが機能してこないものなのです。「正確さ」という評価は、一朝一夕に得られるものではなく、毎日の細やかな業務の積み重ねであることを銘記してください。そして、約束事をきちんと守れる人であるべきです。連係プレーの職場では、お互いの業務が重なり合いながら相互補完し合いますから、**業務上の約束をきちんと守ることが重要**なのは言うまでもありません。自分の勝手な判断で変更をしたり、中止したりしては、約束事はきちんと完結できません。

特に、会議や打ち合わせの時間はきちんと守るべきです。会議など平気で5分、10分遅れてくる人がいますが、**業務をしていたのだから仕方ないのだという言い訳は通りませんし、それを通してはなりません。時間をきちんと守って参加している職員の時間を無駄にさせて、チームワークを妨害している以外のなにものでもないのです。**

もう一つ、信頼される職員の特徴は、**ものごとを少し「先読み」する能力のある人**です。自分が体験した状況をしっかりと分析して、ある程度の予測を立て、しっかりした備えができる人は、他の職員にとっても貴重な存在になります。たとえば、シフトの交代にあたって、自分が受け持っていた利用者が下痢などによって失禁して、更衣やリネンの交換で手を焼いたりしたときに、次のシフトの担当者のために、一組着替えの準備をして用意したり、トイレの清拭用タオルなどをいつもより多めに用意したりできることは、業務が円滑に確実に回る重要な備えであると思います。また、どのようなときにも、**ちょっと先を読んで行動を組み立てられる人は、自然なリーダーシップの持ち主でもある**のです。

POINT▼信頼される人は「嘘をつかない」「報告が正確」「見栄を張らない」

3　利用者は、声に出さない代わりに職員をしっかり「観察」している

「聴く」技術が重要なのは、積極的な双方向のやり取りを可能にすることだけでなく、利用者というものは、日常において、なかなか職員に声をかけにくいものだからでもあります。

利用者によっては、認知症などもあって、職員からの働きかけがないと一日中言葉を交わすことのない場合もあり得ます。介護職員は業務に追われていますから、どの利用者と言葉を交わしたかなかなか記憶をしていないものです。

以前夕方の時刻に、今日は何人の利用者と言葉を交わしたか振り返った経験がありますが、驚くほど少なかったことを記憶しています。ですから、**「傾聴」を意識することは、利用者とのコミュニケーションを意識することでもある**のです。

意識をしないでいると、結局、ケアや業務が自分本位でしかなくなり、どんどん利用者のニーズに鈍感になっていくものです。かつて私は、介護現場で、目の前にいる車イスの利用者を指さして「この人、○○に誘導するの？」とか利用者の頭越しに他の職員に大声をかけているのを目撃しましたが、身に覚えのある方は大いに反省していただきたいものです。

しかし、利用者が何も言わないことをいいことに自分本位のやり方をしていると、とんでもないしっぺ返しを食うことになります。何かと言えば、突然の「拒否」に出会うのです。認知症を持っていようとも、生きている人間である限り感情を持っています。私たちは、まだ表現力に恵まれていますから、自分の気持ちを人に伝えることが可能です。介護を受ける身になり、

日常的に接する人も少なく、自分の役割を見い出せていない要介護高齢者にとっては、不快感の表現は「拒否」となって現れることが多いのです。このことを充分に意識していただきたいと思います。なぜなら、**この無言の「抵抗」は、利用者が職員をしっかりと観察していることの現れ**だからです。

利用者は、家族の前で見せる表情や態度と職員の前で見せるそれとは、大いに違うことを知らなければなりません。また、家族は日常接していない分、大切な親の変化には極めて敏感になっています。活気がない、変なあざがあるなど親の心身の変化に必ず気がついています。**普段は無口な利用者が、家族には雄弁に、こんなことをされたとか、こんなことは嫌だとか、様々なことを愚痴交じりに話しているものなのです。**

そうしているうちに、不意に家族は、当事者の職員にではなく、リーダーなど上位にある職員にクレームを入れてくることになります。突然に、「担当職員を変えて欲しい」こんな要望に接したことはありませんか？　実は、決して突然ではないのです。利用者は職員をしっかりと観察していて、この職員は自分の生活を豊かにしたり、楽しくしたりしてくれるのか判断をしています。家族を通して自分の気持ちを表現してこられます。

あってはならないことですが、介護職員による利用者への虐待行為が、家族が仕掛けたカメラなどで録画されて、明らかになるような事件が報道されたことがあります。決して、このことは家族が偶然発見したのではありません。利用者本人が家族に無言、有言で訴えているからなのです。

職員は、この事実をきちんと受け止めて、自分のこととして理解していただきたいと思います。かといって、必要以上に警戒したり、恐れたりする必要はありません。常に利用者のニーズに迫る「傾聴」の姿勢があれば、利用者の考えていること、感じていることは、ある程度推測は可能です。施設で生活しているのは、利用者だけではありません。職員も仕事を通して施設の中でともに生活をしているのです。そのような共同生活を営む仲間として利用者を考えることができれば、先に述べたような家族からのクレームなどはあり得ません。

職員は肉親ではありませんから、家族と同様になることはできません。家族と一緒に過ごした経験もありません。しかし、他人同士だからできることもあるのです。それは、心身の状態についての理性的で冷静な判断です。

家族はどうしても感情移入というものがありますから、「それはかわいそうだ」とか、判断に感情が混じるものです。状態の悪化や容体の急変時には、むしろ家族よりも的確で冷静な判断をくだした行動が取れるものです。そこには、逡巡というものがなく、一刻を争う脳梗塞の発症時に威力を発揮します。また、介護のプロとして、状態の観察や介護方針の決定などに、家族が及ばない行動が取れるものなのです。

利用者の施設の生活を支え、人間らしい生活と自己実現の援助者として、介護職員の存在はとても貴重な役割を担っていることを自覚していただきたいと思います。良好なコミュニケーションこそ、利用者の生活が満足度と質の高いものに繋がっていくことになるのだということを銘記してください。

POINT▼突然の拒否にあわないためにも、常日頃から「見られている」ことを意識する

4 利用者の家族からのクレームが起こる瞬間

利用者は、日常生活で感じる様々な訴えを家族に打ち明け、家族を通して表現してくることが理解いただけたかと思います。その家族というものは、介護保険制度が始まってから、かなり様変わりしてきました。介護保険制度以前は、入所は行政が決定していました。入所の申し込みも、市役所や区役所の福祉の窓口で、希望施設をいくつか挙げて記入したものです。どの施設に入れるかは行政任せでした。

しかし、介護保険制度が導入されて、施設と利用者は対等な関係の下で、直接契約を結んで入居になります。食費や介護保険の自己負担も、所得区分が導入されて、一番高い第4区分では、食費は施設が独自で定める費用になることもあります。措置制度の時代にも、所得による細かな負担区分がありましたが、食費や家賃相当分は無償であり、全体として利用者の自己負担は低く抑えられていました。ところが、介護保険になり、当初は「ホテルコスト」という名目で、建築費相当の部分が居住費として自己負担に変わり、食費も一日の負担額が1、280円を基準として、原則自己負担に変わりました。その結果、この自己負担額は、多床室の特養で月額が5万円から7万円程度に、ユニット型特養では、9万円から12万円という大幅なアップとなったのです。12万円という負担は、サ高住や介護付き有料老人ホームの費用負担の低い施設と大きく変わらなくなりました。

これらの自己負担の大幅なアップは、利用者の側の意識を大きく変化させてきました。措置制度や介護保険導入直後の時代には、「特養にやっと入れた」「入れてもらえた」というような気持ちが家族には強く、せっかく入れたのだから少々のことは我慢して生活すべきだという意識が支配していました。介護する施設側も、利用者個人のニーズは、ときには「わがまま」として拒否することが常態化していたのです。介護やケアの方法も、前述した「集団処遇」という、「何でも一斉」式の同時進行で、職員の意識も「上から目線」の「してあげている」というようなものでした。

ところが、自己負担が増えて、まとまった金額の支払いをする立場になり、また所得区分によって負担割合が大きく異なるようになって、利用者の側に権利意識が芽生え、負担に見合う自己の権利というものが主張されるように変わってきました。厚労省の指導指針も「利用者の権利の擁護」「個人のニーズの尊重」「居住性の重視」など、「入所」から「入居」へと住まう人の権利を重視するような内容に変化しました。

私は、ユニットケア型の特養で、利用者が、自分の権利を強く主張する姿を目の当たりにしたことがあります。あるユニットで、食卓を囲むように10名の利用者が食事を摂りますが、ある日の朝食の配膳時に、ある男性利用者が、突然烈火のごとく職員に怒り始めたのです。「何でいつも配膳が俺は後なのだ。俺はこの人らよりたくさん負担してお金を払っているんだぞ！」

食事の配膳がいつも後回しにされているというクレームだったのです。もちろん、職員の側には差別する意識などはなく、食事の形態や食べる速度などを考慮しての配膳であったのですが、ご本人には馬鹿にされていると映っていたようです。最近はこのような主張や要望も家族を通して申し出てこられることが多くなりました。

家族はおおむね、利用者を面会に来た際には、日常の様子、食事の内容や進み具合から、身体状況の広い範囲にわたってチェックをされています。食事は利用者の大きな楽しみであり関心事であるので、美味しい、まずいなどはきちんと家族に伝えています。また、認知症の利用者などでは、家族は職員の介助の様子をしっかり観察しています。

身体に妙なあざがないか、小さな傷が増えていないかなど大切な親の身体状況にも、家族の観察は及び、時折目にする、施設職員の高齢者虐待などでは、痕跡を家族が発見することが多いのです。その際には、職員に「このあざはどうしたのですか？」とか直接的に質問をぶつけてくる家族もいます。そのときの職員の答え方によっては、家族は不信感を持つようになったりします。ですから、先に述べたように、小さな事故でもその日のうちに家族に電話で報告することをお勧めしたのです。家族が面会時に、それを見て「ああ、こんなことでもちゃんと報告をくれたんだ。きちんと処置してくれているんだ」などの納得が得られて、より信頼感が増すのです。このことも、家族の要望を受ける大切なワザなのです。

家族のニーズの多くは、まず、利用者が健康でいてくれること、みじめな思いをせず楽しく安全に日常を過ごすこと、一日中テレビを観ているなど変化の乏しい生活ではないことなどに集約されるのではないでしょうか？　親の健康状態については、特に関心が強いので、気になる変化や持病への管理などは事細かく要望される家族も多いものです。そのような訴えや要望を受けたときには、必須事項は必ずメモを取り、全体で共有する情報ノートへの記載を怠らず、上司にも報告を欠かさないことです。

POINT▼小さな事でも正確に報告することで信頼が生まれる

5　家族の協力が得られると、利用者の生活を豊かにできる！

家族から、先のような要望を受けたら、大小にかかわらず、時間を見て利用者に内容を話し、本人の希望を確認します。ときには家族が望んでも、本人が拒否することもありますから、拒否された場合は必ず家族に報告をしてください。基本原則は、常に本人の立場に立って判断をすることです。中には、「一日2回、廊下の端から端までを歩行訓練させて欲しい」というような要望を言われる家族もあります。

もちろん、本人の外出時に、少しでも歩かせたいという願いからです。このようなときには、機能訓練指導員とともに、本人のニーズと意欲をしっかり確認する必要があります。歩行する能力の維持は、関節力の維持や筋力の維持にとって重要であり、転倒の予防にも繋がりますから、むしろ家族から要望の出たことをきっかけに、利用者本人に勧めてみることは重要です。

そのようなときには、ただ「歩行訓練は必要だから」では充分な説得力にはなりません。利用者にとっては、嫌なことを強いられたという不信感に繋がるかもしれないのです。具体的に、「家族と温泉旅行に行ける」「亡き配偶者の墓参りに行ける」などの意欲の湧く目標を相互に確認して、自らやろうという気になってもらうのが一番です。

最近のいわゆる「団塊の世代」の利用者たちは、個人主義の世代であるので、自らの趣味を大切にすることや、もとより健康志向が強い世代でもあります。積極的なリハビリニーズを持つ方も多く、在宅では、リハビリに特化した短時間デイサービスが盛況なのはご存知だと思います。施設でも健康食品やサプリメントを通販で購入される方も多いのではないでしょうか？

個性の強い「団塊の世代」の方々の中には、サプリへの傾倒や、市販薬への過剰な信頼などで、「信頼できない」と主治医が処方した薬に対する「拒薬」や「飲み忘れ」などが起きたりします。このようなときには、職員からの申し出や注意は軽んじられ、どうにもならない場合があります。

そのようなときには、積極的に家族の協力を求めてください。特に、通販の支払いは家族が行なっていることが多いですから、支払わずに返品するなど積極的に介入してもらって、適正にコントロールをお願いすることが有効です。とりわけ、認知症が軽度にある方などは、職員が注意をすると、いらない疑心暗鬼になり、ひどい場合は「施設が業者とつるんでいるのではないか？」などの妄言が出てきたりしますから、家族に適度に介入してもらって歯止めをかけることも必要かと思います。

施設に親が入居すると、それまでの介護負担や精神的な負担が一気に軽減されて、面会に来なくなることも多いですし、何かを尋ねる電話をしても、完全に施設任せにされる家族も増えました。また、核家族化の影響で、別居が長くて、施設入居前の生活ぶりをよく理解できていないケースも多いものです。

しかし、利用者本人にとっては、息子や娘はいつどこにいても自分自身の子どもであるという意識ですから、面会に来ないなど慨嘆しながら、寂しい思いを募らせておられることもあります。特に、施設の生活の中で、正月の季節は気をつける必要があります。面会だけではなく、正月に自宅に引き取られる家族がいる一方で、誰の面会もなく寂しい新年を迎える方も少なくないからです。在宅時代に独居で、身寄りがないか縁遠い方々は、寂しい新年になるので施設で何か行事やイベントを催すなどについて考慮するべきかもしれません。私が施設長のときは、元旦は職員総出で、鍋パーティーと決めていました。

家族の協力で、最も重要なものは、利用者の容体の急変時です。脳梗塞や脳内出血で意識を喪失して、本人の意思表示が不可能になったときには、手術や気管切開などの処置、延命処置をするかしないかなどの重要な局面では、施設では対応が非常に困難になります。

手術などの同意書は家族以外が署名することはできませんし、入院時の連帯保証人なども施設長であってもなることはできません。いかに疎遠な家族であっても、病院は施設にその家族と連絡を取り、署名か同意を取るように求めてきます。そのようなときには、介護職員や看護職員の立場だけでは弱く、困難なケースが多いですから、施設長の出番となります。

施設長でもダメなときには、市役所か区役所の地域福祉を担当している部署から説得をしてもらうことになります。万一、死亡事案になったときには、市役所がご遺体の引き取りや対応をすることになりますから、行政は拒否できません。

ですから、請求書しか送付しない家族であっても、折に触れて施設の便りや刊行物、担当職員の近況報告を送るなどして、利用者の様子を報告して、いざというときのきっかけとなるようにしておくことも重要です。施設の役割は、利用者が入居して、適切なケアを受けるということだけではありません。在宅時代に悪化した家族関係が、利用者本人と家族が適切な距離を置くことによって、穏やかで健全な関係を取り戻すことがしばしばあります。施設は利用者を隔離する場所ではなく、穏やかで安全な住まいであるということなのです。

POINT▼普段会わない家族にも時々「施設の様子」がわかる便り等を送る

6 「ありのまま」を素直に話せれば、人間関係はうまくいく

施設という世界は、利用者や職員という大きな集団を作り、巨大な人間関係の塊だと言えます。ちょっとした言葉の行き違いから、とんでもない誤解が生まれたり、職員間では、経験の違いや技能の差が、孤立感に繋がったりします。特に、経験の浅い職員は、業務上で「手が遅い」「理解が乏しい」などのマイナスの評価を受けてしまって、先輩との人間関係に支障をきたしているように感じることがあるかもしれません。

実は、このようなことの多くは、本人の思い込みであったり、考え過ぎであったりすることが多いものです。それは、根本的には、経験の浅さがもたらす自信のなさなのです。誰でも初心者から仕事を始めるわけですから、最初から何もかもを習熟している人などはいません。きちんとした上司や施設長というのは、そのことを誰よりも理解していますし、結構長い目で経験の浅い職員を見守っているのです。

このようなときに、自身で「閉塞感」のようなものを感じたら、物事を取り繕うようなことをせずに、「ありのまま」でいることが大切です。むしろ、自分自身に自信が持てないくらいが、新人には適切なのかもしれません。私がかつて立ち上げに関わった特養で、経験のない新人職員たちの指導を担当したことがありますが、入職後3カ月後の「振り返り」の面談を行なったときに、ある若い男性職員の言動が気になりました。男性は、地元の介護福祉士の養成校を卒業して入職してきました。面談の目的の一つは、夜勤の勤務が可能な実力評価ができるかとい

うことがありましたので、技能の自己評価、人間関係、利用者への支援状況などに絞った話をしました。彼に、介護技術では、食事介助や入浴介助などで困っていることはないかを質問すると、排泄介助も含めてすべて完璧にできている、自分は基本的な介護技能についてはクリアできたと評価したのです。問題に感じている課題はないかと突っ込んでも、問題なしという回答でした。しかし、実際は彼の受け持つ利用者からは、介助が乱暴だとか、トイレに連れて行って欲しいと訴えても無視されるなど、利用者からの評価は惨憺たるものでした。なのに、彼のこの過剰とも言える自信はどこからきたのでしょうか？　私は、指導担当の職員の報告書とギャップをどのように理解すべきか迷いました。

私は、彼の自信の源泉は、基本であるべき利用者への観察力が大きく欠落していることにあると気づいたのです。利用者の状態や思いがどうであるかというよりも、自分自身が思い描く介助を思い通りにできたから自分は１００点なのだ。利用者は、おむつ対応なのだからおむつ交換以外はしないという驚くべき発想をしていました。利用者の表情やどのようなことを発言されたかということを細かく質問しても、それこそ自分が思い描く通りにできたことですべて満足している、まさに主観の塊のようでした。

彼が専門学校の時代に学び、実習で会得してきたのは、このような内容でしかなかったのです。物事をありのままにとらえ、「ありのまま」の自分で表現していくことを、ここまで曲解してしまった彼は、夜勤に入れることができず、利用者のニーズに基づいた援助の重要性を理解できるまで一年間を要しました。確かに、現場での彼の介助技術は見事で、新人とは思えないくらいではあったのですが、全く声かけをせずに無遠慮に食事を口に持っていき、無理に口に含ませていたのです。確かにその手つきは見事でしたが……。

新人が最初に持つべき姿勢と要件とは、**まず正直であること、誰に対しても「傾聴」の姿勢を持ち続けること、ありのままの自分を表現できること**に尽きると思います。

この中で、私は、ありのままの自分を表現できることが最も重要だと考えています。ありのままを表現するということは、案外と難しいものです。経験が豊かになるにつれて、自分自身の思い込みや主観が報告にも遠慮なく入り込んできます。「○○だと思います」という自分の意見を述べられることは、大変重要ではありますが、一切の主観や思い込みを交じえず、客観に徹した報告や連絡は、案外難しい技能であるのです。

職員間の行き違いや誤解、伝達ミスなどは、実はこの主観が入り込むことが原因で起きるのです。「そういうつもりで言ってない」「そう取られるとは思わなかった」などの言い訳は、すべてこのような主観のなせる業であるのです。

しかし、悪い報告などを先輩たちにすることは、バツも悪く、なかなかしにくいものです。つい悪いことは隠したり、いい加減にごまかしたりしたいのが人情というものです。まず、100%ありのままの報告ができる自分であることをめざしてください。この人間は嘘をつかないという信用は、簡単にはできないものです。利用者の急変などの緊急事態や難題を処理するときに、勇気を持ってありのままを表現できる人は間違いなく、周りから信用され信頼される存在になることができます。ありのままという事実と向かい合える姿勢は、分析する力を鍛え、なんでだろうという疑問を芽生えさせ、より高いものを摑む原動力となるのです。

POINT▼思い込みを交えず「ありのまま」に話すことは仕事の基本でもある

7 主観を交じえた報告では正しい事実を伝えられない

前項で述べたように、主観を交えた報告や連絡は、多くの行き違いや誤解のもととなることがわかったと思います。ここでは、報告の在り方について話をします。よく介護記録を読ませてもらうと、わかりやすい記録とそうでない記録とにはっきりと分かれます。わかりやすい記録というのは、内容がきちんと時系列で、事実のみが記載されており、注意点と申し送り点が要領よく書かれています。

それに対して、そうでない記録というのは、一言で言うならば「作文」なのです。自分の利用者への評価や思い、期待などが羅列され、利用者が取った行動や反応が主観的に記述されています。「○○をしてくださいと依頼したら拒否された」とか「△△をすることで改善できると思ったが、利用者には動いていただけなかった」というような、何が事実なのかあいまいにしか伝わらない記述が多いのです。いったい、利用者はどうしたかったのか、援助者はどういう目的のどういうアプローチをしたのか、まったく伝わらないのです。

介護職員も生身の人間ですから、利用者の様々な反応や言動に腹の立つこともあります。顔を見るのも嫌になることもあります。何か言えば、同じ要望をしつこく繰り返されて、逃げ出したいこともあるでしょう。そんなときに、援助者としての軸がぶれることがあります。何のために利用者の援助をしているのかがわからなくなり、一個の人間対人間の関係性に迷い込み、「こんなにしているのに、理解しない利用者は自己責任だ。自業自得だ」と悪い結果を合理化したりしてしまいます。利用者は、受け身の立場ですから消極的な反抗は、「拒否」しかありません。そういう状況に、援助者自らが追い込んでしまったことに気づかず、利用者のせいにしてしまう、最後は自己の行動を合理化してしまうことが、ひいては利用者への虐待行為に繋がるということを危惧します。

虐待という行為は、ある意味で自らのストレスの解消を目的として、抵抗のできない弱者に向けて放つ攻撃の矢です。障がい者施設での利用者への暴力や虐待、介護施設での高齢者虐待などを引き起こしている施設は、共通して、施設長やマネジメントが職務に対する使命感と指導力を欠き、また現場の状況に疎く、的確に職員の状況を把握できていないものです。援助者が冷静さと客観性の足場を失えば、また業務の方向性や使命感を失えば、ストレス性の強い職場においては、矛先は弱者=利用者に向かう特性を持っていると思います。施設長は、ストレスマネジメントとメンタルケアに充分な配慮を行ない、システムの整備と運用に細心の注意を払わねば、職員の精神の安定と使命感の維持を図ることは困難な時代になっていると言えます。

しかし、現実の介護の職場において、施設長がそこまで十分な配慮ができているのかというと、なかなか疑問です。具体的な業務内容に疎い、「天下り」のような管理畑の施設長がやたら多く、現場出身の実務に精通した施設長はまだ少数派です。そのような環境の中で、理性的で的確な業務遂行を可能にするのが、「主観」を交じえない正確な報告者であることです。

主観を交じえないということは、まず自らを客観視できることを前提としています。利用者に対する主観や感情を冷静に把握して、徹底的に捨象できる能力を身につけていただきたいと思います。これは、訓練によって十分に可能です。利用者を動かそうと思えば、心と熱意を込めた、強く迫るような行動が必要ですが、そのことに溺れてはなりません。熱い思いをたぎらせるだけでは、決して質の高い援助はできません。冷静に対象者を分析、把握できる理性的な頭脳も合わせて持つ必要があります。

そのことが具体化できる場が、報告の場であるのです。報告をする前に、自分のメモや記録の記述をしっかり読み返して、主観を交じえた記述やあいまいな分析、データの不足などを冷静にチェックしてみることをお勧めします。記録というものは、多忙な業務の中でつけるものですから、しっかりと読み返して推敲することは、大変少ないと思います。

だから、意識して自分の記録を客観的に眺め直してみることが有効なのです。読み返しを通して、自分の利用者に対するアプローチのミスや深入りの状況が案外よく見えてきたりするものです。

このような自分の記録の振り返りをきちんとやる癖がつくと、報告の内容が変化してくるのがわかってきます。主観的であいまいなものが削れて、事実を中心とした冷静な報告ができるようになり、事実を中心に発想できるスタイルが自然と身についている自分に驚くのです。きちんとした報告者となることができれば、多くの職員が自然と信頼感を持って接してくるようになります。また、相談を兼ねてあなたのスタイルを学ぼうとしてきます。そうなれば、もう後戻りすることはありません。どのようなシーンでも自分を冷静にコントロールできる優秀な介護職員として、後輩を指導できる実力も身につけられるでしょう。

POINT▼自分の記録を振り返る習慣がつくと事実に即した報告ができるようになる

8 仕事ができる人が「信頼される人」であるとは限らない

利用者からの評判も良く、仕事をてきぱきこなしている先輩職員を見て、うらやましく感じることは結構あるかと思います。あんな風にできればなあと思うことでしょう。しかし、「仕事ができる」ということはどういうことでしょうか？

介護の仕事は、チームで行なう仕事であるという特性を持っています。そのことは、業務の成果というものが、個人の成果とは必ずしも一致してこないということです。また、誰の成果であるのかがはっきりしない仕事でもあります。

私は、介護福祉士養成校の講義に関わった経験がありますが、2年間のカリキュラムを見て、いつもその内容の「技術指導偏重」が気になっています。技術指導に割く時間数の割りに、人間関係の構築や心理、コミュニケーション技術などのソフト系の時間数が少ないように思います。介護と福祉の理念などは、オリエンテーション程度に過ぎず、真剣に指導しているとは思えません。

おむつ交換や排泄介助の技術が巧みな優れた介護職員をよく見ます。食事介助の技術の素晴らしい介護職員も見受けます。しかし、動くのを嫌がる利用者を巧みに説得して、仲良く一緒に行動できる介護職員は、あまり見かけたことがありません。先に例で取り挙げた特養の新人職員のように、介護技術こそ一人前の証であるかのような錯覚をしてる職員は、残念ながらしばしば見かけます。介護福祉士養成校の「技術偏重」の弊害は、採用した新人職員の現場能力、つまり記録を書く力や他の職員と連携する能力などにおいては、結構見劣りすることに現れています。**「介護技術」を最重要だと考えがちなのは、経験の浅い介護職員が陥る最大の落とし穴です。**技術の習得こそ、究極の成長の証であるかのような錯覚にとらわれていませんか？

介護技術というものは、利用者を援助する仕事においては、単なる「手段」に過ぎません。その「手段」を磨くことが、究極の目的のように、本末転倒させている職員をよく見かけます。もちろん、介護技術の向上に励む介護職員の気持ちや意識はよく理解できます。むしろ、健全な意欲であるとも思います。

しかし、援助者の目標が、利用者の生活を豊かにし、安心と安全の中で、自己実現を図る支援にあるのだとしたら、食事や排泄や入浴などの３大介護は、それらの質を担保するための手段に過ぎないことは、明らかであると思います。

人間は、ご飯を食べることを目的に生きていません。排泄することが目標でもありません。健康で気持ち良く過ごしながら、自分のしたいこと、生きがいを求めて生活することこそ人間の生活ではありませんか？　介護施設の支援は、一人ひとりの利用者が、食べて排泄して寝ることだけを目的にしていないはずです。**その利用者の日常が、いかに豊かになって、生活の中でささやかでも目標を持ちながら意欲を持って生活していけるか、その頼りになる伴走者である人が、実は「信頼できる人」なのです。**

日常の中で、一生懸命身の回りの介護に奔走している職員よりも、たまにしか接しない生活相談員などが利用者から強い支持を得ているシーンをよく見かけます。また、「あの人は、頼りになる。私のことを一番よく理解してくれるからなあ」、たまに声をかけて話し込む生活相談員を頼もしそうに自慢する利用者に出会うことがあります。

これはどういうことなのでしょうか？　この生活相談員が、いわゆる「いいとこ取り」をしているからなのでしょうか？　嫌がる排泄介助などしないからなのでしょうか？　そうではありません。言わば、この生活相談員は「傾聴」の名人であるのです。むろん、懸命に介護してくれる介護職員に対して信頼感がないわけではありません。排泄介助など自らの「恥部」を見せられる関係はしっかりとした信頼関係があるからです。しかし、この生活相談員との関係は、少し違った信頼関係であるのです。

高齢になっていくということは、様々な能力を喪失していく過程でもあります。昨日できていたことが今日できなくなるかもしれません。毎日が、漠然とした不安の中で経過していくのです。**介護技術だけで、この不安に寄り添えるでしょうか？**　この切ないような不安感を共有してくれる存在は、何より貴重であるのです。息子に言えば「お母さん、年なんだからしょうがないでしょ」で済まされ、日常の介護をしてくれる職員に、話しかけようとしても、「忙しいから、また後で聴きますよ」となりがちです。「後で、ではなく、今」という気持ちの通じる存在が、最も信頼できる存在なのではないでしょうか？

仕事のできる人は、必ずしも良き伴走者とは限りません。てきぱきと介護業務をこなしているだけかもしれないのです。「信頼できる人」は、しっかりと気持ちに寄り添うことで仕事をしています。この利用者には、どのような支援が必要か、様々な視点から考えられる人が最も「信頼される人」なのです。

POINT▼利用者の日常の生活に寄り添える人、伴奏者になれる人をめざそう

9　シーンに合わせた言葉の使い分け技術①【一人称、二人称】

人間同士のコミュニケーションにおいて、言葉は大切なツールです。言葉遣いは、コミュニケーションにおいて「距離」の取り方を決める重要な役割を果たします。初対面の人間同士では、その座り方からして文字通り距離を取り、「私」と「あなた」の礼儀にかなった「一人称」と「二人称」のやり取りから始まります。

私は、これまで施設長などの立場上、数多くの「採用面接」や「個人面談」というものをしてきましたが、この対人関係の「距離」というものにはいろいろなことを感じてきました。採用面接は、もちろん完全に初対面ですから、テーブルをはさんで向かい合い、一定の距離というものを取ります。あいさつと自己紹介を簡単に済ませ、志望動機から具体的な職務経験の内容について質問をしていきます。私は、結構、「こういうときに、どうされますか？」のような具体的な思考や経験を話していただけるような質問をするタイプなのですが、なかなか本音に近い回答を引き出すことは難しいものです。経験された仕事の質について迫りたいと思いながら、質問を組み立てますが、なかなか思うような回答を引き出せません。このように、採用面接というものは、距離を縮めることは難しく、人物像に迫れた面接はごく少数に過ぎません。要は、人間まではわからなかった、という結果で終わる場合が多いものです。

職員などとの「個人面談」でも多くは、業務内容への問題はないか、仕事に必要以上の負担感を感じていないかなどを聴きますが、やはり、テーブルをはさんだ対面式の面談は、職員との距離を縮められたという実感には乏しいものです。

なぜこのような話から始めたかというと、面接や面談では、必ず「一人称」は「私」、「二人称」は「あなた」ないしは「肩書」になるのです。そして、このような言葉からは、絶対に、本来持っている親しみや人間の本音というものに触れることは困難だということを言いたかったからです。しばしば、採用面接時には穏やかで丁寧な印象であった人が、採用後現場に入ったら、180度変わり、えらく活発な「がらっぱち」タイプで、いつの間にか信じられないほど頭角を現してボスに納まっていたという職員もいるくらい、面接には意外性があるものです。実際、私は、上記のような職員を採用した経験があります。

人間関係において、最も大切にするべきものは、両者の距離です。この距離は、実は親しさや親密さのバロメーターとなります。この距離の取り方の難しさは、十分親しくなれたと思った利用者に、「あなた」ではなく「おかあさん」とか「○○さん（下の名前）」という親しみを込めた三人称で読んだとたんに、「あなたにお母さんと言われる筋合いはない」という反撃にあった例でもわかります。

「あなた」は少しきついですから、名字で呼ぶことはごく常識的な選択です。職員と利用者の関係は親族ではなく、介護施設という公共の場での他人同士ですから、おのずと必要な礼儀と距離が必要です。しばしば、介護職員で目にするのは、身体のケアで身体に触れる関係、またそれを抵抗せず受け入れる関係が出来上がったと思い込み、つい利用者を下の名前で呼んだり、認知症の方には可愛いと称して「ちゃん付け」で呼んだりすることを目にします。これは、明らかに両者の距離の取り方を大きく誤っています。下の名前で呼べるための条件は、その方が参加するコミュニティの中で、下の名前が多くの利用者間で認知されている呼び方となっているような場合です。また、利用者の側からあなたのことをよく知り、あなたに対して下の名前で呼んでくれるような関係性ができれば、下の名前で呼び合うことは違和感なく受け入れ可能になると思います。

「一人称」と「二人称」に対しては、施設では、慎重に「呼び方」を判断することが無難です。名字で丁寧に呼ぶことは、必ずしもよそよそしさを表すことにはなりません。敬意を込めて、名字で「○○さん」と呼ぶのは、見ていても気持ちのよいものです。そうすることで、職員と利用者の間には適切な距離が保たれていると私は思います。

逆に、職員の一人称はどうでしょうか？　丁寧に「私」でもかまいませんが、硬くなるようでしたら、男性なら「僕」でもかまいません。「俺」は、俗語になりますからいかなるシーンでも禁句です。

仕事として利用者と関わるのだという基本を忘れずに、良好な職員と利用者の関係性を維持するためには、援助者として常に適切な「距離感」を持つことを忘れないでいただきたいと思います。このことは、常に一定の距離を保てということではありません。シーンや緊張感に応じて、距離を縮めたり広げたりするテクニックを覚えていただきたいのです。

よき援助者であるためには、内容や心情をしっかりと考慮した行動が取れることが重要なのです。最も親身になって寄り添う距離と、制度の中で公的な援助者である距離とは、おのずと大きく違ってきます。人称とともに人との距離を自覚していただきたいと思います。

POINT▼人間関係を維持するためには「相手との距離感」を大切にして言葉を選ぼう

10 シーンに合わせた言葉の使い分け技術②【丁寧語とため口】

前項で、「一人称」「二人称」の使い方をお話ししました。ここでは、言葉遣いに重きを置いて話をしてみたいと思います。

最近、街で食事をするのにお店に入ると、店員さんからおかしな言葉が返ってくることが多くあります。料理を注文するときに、決まって「○○でよろしかったですか?」という言葉が返ってきます。「よろしいですか?」には、なかなかお目にかかりません。いつの間にこうなったかはわかりませんが、社会の中での日本語の乱れをしばしば感じます。

施設においても同様というか、特に丁寧語の乱れを感じます。丁寧語と敬語の違いがわかっていない言葉遣いが横行していたりします。それが顕著に見られるのは、家族との会話の中です。笑い話のようですが、家族から「○○さんはいますか?」と尋ねられたときに、「○○さんはいらっしゃいません」というような返事を返しているような例です。この職員にとって「○○さん」は、先輩か上司なのでしょう。呼び捨てにするのは失礼だという配慮であるのは明らかで、微笑ましいくらいですが。

施設の中のシーンで、敬語と丁寧語が最も使用される現場は、申し送りにおいてです。利用者の動向を報告するときに、「おっしゃる」「される」「しておられる」などの敬語と、「〜させていただきました」「〜いたしました」などの丁寧語が結構飛び交います。

一方で、敬語や丁寧語などとは無縁な申し送りをする施設もあります。「入眠されました」

が「寝ました」ですし、「自分で靴を履かれました」ではなく「自分で靴を履いてました」など散文的で事実を淡々と報告するものでした。すると、現場では介護職員は利用者に「～されますか?」ではなく「～しますか?」というコミュニケーションの取り方でした。

みなさんは、このことをどのように感じられたでしょうか?

介護の世界は独特の人間構成をしています。すなわち、利用者はすべて職員の目上であるということです。よく、利用者を「人生の大先輩」という言い方をします。基本的には、目上の方々ですから、敬語と丁寧語が基本であるのが社会の常識であるはずです。

病院など患者を相手にする現場では、案外敬語が使われていないことが多いようです。患者は、看護師にとっていつも目上とは限りません。だから、一様に患者さんには、「～するの?」「～していいですよ」などと年齢に関係なく看護師が話すのを耳にします。

最近は病院でも、患者に対する言葉遣いが問題視され、患者をゲストと呼び、「○○さん」と呼んでいた呼称を「○○様」と敬称を用いるところが増えています。少なからず、敬語を日常語に取り入れようとする努力が見られるようにはなりました。

さて、介護施設においてはどうあるべきでしょうか? 私は、病院のような強制力を持って病気を治療する場ではなく、**施設は明確に生活の場であるのですから、生活の場にふさわしい敬意が存在するべきだと思います**。

したがって、申し送りを含めた職員同士のコミュニケーションにおいても、適度な敬語と丁寧語の使用が適切であると言えます。とりわけ、認知症の利用者を多く抱える介護施設では、ともすればコミュニケーションの欠如から、認知症の方々の人格や権利を軽んじた言動が芽生えやすいですから、意識して敬語の使用を続けるべきであると思います。

さらに、丁寧語の使用は、〝ため口〟の使用の防止になります。経験の浅い職員ほど、利用者との距離感の取り方に問題がありますから、親しさを誤解して、馴れ馴れしさに変わり、利用者を「ちゃん付け」で呼ぶことや「ため口」で話しかけるなどの誤りを犯しやすいものです。「～したげるよ」「～していいよ」「～しなくていいんじゃない」など、利用者へのため口には際限がありません。当人同士では、許容し合えるように思えても、職員の度を越した勝手な思い込みは、第三者からの目では、きわめて不愉快なものに映っているものです。

しかし、冒頭で取り挙げたように、「○○でよろしかったでしょうか？」のような丁寧語が氾濫していますから、リーダーや主任には言葉遣いの研修会を持つことをお勧めします。

あえて講師に頼らず、自ら内部研修を実施することで、改めて言葉遣いを学び直していただきたいと思います。特に、介護福祉士の専門学校からすぐに施設に入職してきた新人職員たちは、社会常識についてはきちんとした訓練を受けてきていませんから、是非とも言葉遣いについては、新人研修の重要な課題に取り挙げていただきたいものです。

あいさつの重要性は、人間同士のコミュニケーションの入口であると誰もが理解できていると思いますが、まだ利用者に対して「おはよう」という「ございます」なしのあいさつをするシーンに出会います。言葉遣いを改めるとき、人間はピーンと張り詰めるような緊張感を感じることがあります。言葉遣いへの注意は、仕事の緊張感を高め、利用者と最初によい距離感を保てるように促してくれるものなのです。

POINT▼生活の場である介護施設においては適度な敬語と丁寧語の使用が適切である

11 シーンに合わせた言葉の使い分け技術③【立場の異なる相手との話し方】

介護施設というのは、一つの小さな社会でもあります。組織には、施設長から一般職員に至るまでの縦の組織とリーダーや主任を要においた現場の横の組織があります。管理業務を主な仕事をする系統と介護実務に従事するラインが存在するのが、通常の介護施設の在り方です。ここにも、先に述べた敬語や丁寧語が様々に行き交います。

社会の一般常識では、対外的には、上司であっても名字の呼び捨てと謙譲表現で話す、「○○はあいにく席を外しております」「お休みをいただいております」などが典型的な受け答えのパターンでしょう。

余談ですが、よく担当者宛に電話がかかってきたが、席を外しているといったときに、「戻りましたら、折り返しお電話させます」という対応を耳にします。この「折り返し」の意味の誤解が案外多いのです。折り返しとは、「折ってすぐ返す」を意味しますから、「すぐに連絡を取って、時間をおかずに連絡させる」という意味なのです。会議などに出席していて、終了まで一定の長さの時間があるときには、「折り返し」を使ってはいけません。「あいにく会議中ですので、戻り次第お電話させますが、それでよろしいでしょうか?」というのが正しい応対と言えます。

さて、組織の中での上下関係では、言うまでもなく上司や先輩に対しては敬語を使うのが常識です。また、敬語でなくても、やり取りには丁寧語を使うべきでしょう。施設長に対して「～

してください」とは言わないものです。「していただきたい」とか「お願いしたい」が常識です。この程度のことは、さして難しいことではないと思います。

私は、施設長時代に、大変不愉快な思いを経験したことがあります。それは言葉遣いの問題だけではなく、相手の立場や職責を理解せず、権限も権利もない分野にずけずけと踏み込む職員に遭遇しました。私が別な所で言った私的な発言を聞きつけて、「施設長は私たちに失礼です。そういうことを言ったりするのは心外です。先の発言は撤回してください」と抗議にきました。

まず、上司に対して「〜してください」という表現は、言葉のあやではなく、丁寧語での「命令」「強要」です。また、私的な発言は誰に対しても公式に向けたものではないのですから、撤回しろとは、上司に不当な命令をすることであり、明らかな内面への干渉です。なぜ、このようなことを言うのかというと、この職員が失礼な奴だということが言いたいからではありません。

いかに言葉は丁寧語でも、相手の立場や職責を理解しない発言は、相手を不愉快な思いにさせたり、組織の人間関係を悪化させたりするものだということなのです。

施設長の考えを理不尽と考えたのであれば、きちんと組織のルートを通して、直属の上司や部門の長を通して、事実確認をきちんと行なうべきです。私的発言でも不適切なものは存在しますから、そのような発言内容を耳にしたときには、きちんと筋を通して確認し、必要であれば話し合いの場を設けることです。また聞いただけで、非難の言葉を発してしまうことは、一つ間違えば誹謗中傷になってしまいます。

上司との関係だけではなく、同僚間、自分の属している職場の単位でも同様のことが起こり得ます。言葉遣いの問題以前の、相互の立場の違いへの理解が絶対に必要なのです。

異なる立場の者同士においては、その言葉遣いは、相互の立場や状況の理解の仕方によって様々に変化してきます。最も大切なのは、相互の役割や職責を、まず正しく理解し合うことです。言葉遣いは丁寧で、一見礼儀をわきまえているようなやり取りであっても、このような理解がないところでは、すべてが冷たく感じられます。ある病院で、突然、看護部長が事務局にきつい表情で、文句を言いに来たという話を聞いたことがあります。対応した事務局員は、唖然としたということですが、「病室の温水便座のリモコンの電池が切れたから、電池の交換に来い」ということだったようです。電池の交換自体は、さして難しいことでなく、業者に依頼する内容でもない、担当の病棟の看護師で十分交換可能なものでした。

事務局に「電池を替えていただけませんか？」ならば、「後で替えに行かせます」「ありがとう」で済む話でした。

しかし、この看護部長さんは「電池交換は事務方の仕事でしょう。すぐにしなさい」と命令口調で事務局員に向かって言ったとのことです。事務局は、備品や予備部品の保管管理が仕事であり、営繕は営繕担当に振り向けるものです。相手の業務や職責への無理解は、言葉遣いではなく、人間関係にひびを入れたりすることがあるものなのです。

立場の異なる者同士の言葉遣いとは、まず相互の役割や職責への正しい理解があってこそ、適切な使い方が決まってくるものなのです。ここでは、この理解を誤るととんでもない言葉で、相手を傷つけ、相互不信さえ招くということの警告になればと思います。「今、よろしいでしょうか？」など相手を思いやる言葉があれば、なおよいでしょう。

POINT▼相互の役割や立場を理解した上での言葉遣いにより人間関係は維持される

12 信頼関係を築く「傾聴」の極意

ここまで、繰り返し「傾聴」のワザが、様々なシーンで力を発揮することを述べてきました。繰り返しになるかもしれませんが、極意となる核心部分について、きちんと触れておきます。

「傾聴」とは、ただ相手の言い分をじっと聴くことではなく、もっと能動的な目的を持っていると指摘してきました。「傾聴」とは、「双方向のやり取り」を可能にするための能動的な働きかけであることを述べました。この「傾聴」の前提となることは、利用者だけではなく、相手がどのような人であれ、最後までしっかり聴くということです。相手の話の内容を途中まで聴いているうちに、「それは間違いだ」「それは誤解している」などと感じて、話の途中にもかかわらず、相手の話の腰を折るように割り込んで、反論をすることがよく見受けられます。

たいていこんな場合の会話は、「いや違う」「それはおかしい」などと、相手を否定する言葉に溢れて、言い合いのシーンになっていきます。**最後まで聴くことのメリットは、相手は最後まで聴いてくれたという満足感とともに、相手からの反応を期待する気持ちに変わります。**

これが、利用者を相手とした場合は、きちんと聴き取ることは、援助者として必須である「受容」という行為になるのです。

まず、相手を100％全面的に認めることは、相手の利用者に「自分は認められた」という満足感をもたらします。相手の思いをしっかりと受け止めて認めることが「受容」なのです。

そのときには、援助者は、相手の立場に立つことを意味します。

それを途中で話の腰を折って、内容的にも否定するような発言を返してしまうと、相手の利用者と対立した関係に導いてしまいます。**「傾聴」の極意は、完全に相手の立場に立つことにあります**。相手の立場から、諸情勢を見て、どのように希望や要望を実現していくかを考えることによって、確実に利用者からの「信頼感」が勝ち取れます。利用者は、横に位置して、評論家のように、利用者の言い分ごとに口をはさむようなことを最も嫌います。

介護職員のみなさんも、研修会などで、文字通りの評論家が、「介護がどうのこうの」「現場はこうあるべきだからどうのこうの」というような、さもわかったようなことを言う講演にうんざりしたことはありませんか？　経歴書きを見てみたら、大学の教員や役人程度の経歴で、介護現場とは無縁、何の経験もないというようなことがあるでしょう。利用者も同じなのです。横で評論家的に、説教のような話をされたら、「もういいよ」となります。援助者は、なぜ、利用者がそのことを望むようになったかを摑む必要があります。利用者の毎日の生活と生活歴や職歴からくる、利用者独自の考え方、感じ方への理解、さらに共感が、利用者目線からの提案を可能にします。利用者の要望は、一見しただけでは、無茶のようなこともあります。

手すりを使って、ようやくホールに出て来られる程度の歩行力なのに、「温泉旅行がしたい」「海外旅行がしたい」など、「何をおっしゃいます」というレベルの要望もあります。しかし、旅行に限って言えば、車イスで飛行機に乗ってハワイに行かれた要介護高齢者もいますし、温泉旅行で車イスの高齢者の団体にお目にかかったこともあります。

援助者の「無理だ」という先入観が、利用者の可能性を奪ってしまうこともあるのです。「受容」と「共感」の土台を失えば、利用者との関係はよそよそしいものに変わります。

「傾聴」の極意は、双方向のやり取りを通して、真のニーズに寄り添うことです。

「そんな夢みたいなことは無理です」と、聴くだけ聴いてけんもほろろに否定してしまえば、それは「傾聴」ではありません。「何でそんなに○○に行きたいの？」というリアクションを返すことで、ようやく利用者の本音に近づくことが可能になります。

目的地が青春の出発点になった土地であったり、亡き配偶者との新婚旅行の思い出の地であったり、利用者にしかわからない「死に仕度」の一つであるのかもしれません。「そんなに行きたいのだなあ」という心からの共感は、不可能を可能にする、新しい生きがいを利用者に提供できる大切なチャンスなのです。

「じゃあ、行けるように歩行訓練頑張りましょうか？」「リハビリして、長く座っていられるように頑張りませんか？」、このような提案ができれば、日常生活の中に能動的な目標ができますし、普段は強いられた「リハビリ」が自らの積極的な意志での「リハビリ」に変わります。

それによって心身の緊張感と意欲が活発となり、日常生活の中にも様々な新しい目標が、生まれます。それまで、職員に依頼してばかりの買い物が、自分で行きたい、自分の目で選びたいに変わるのです。そのようになれば、援助目標も豊かになり、ケアプランも「金太郎飴」のような毎度同じ内容であることはなくなります。いつの間にか、あなたは最高に「信頼される職員」となっていると思います。

POINT▼双方向のやり取りを通して真のニーズに寄り添うこと、これが傾聴の極意

☑ 仕事の棚卸しに役に立つ「ルーティンワーク」チェックシート！

☆仕事に向かう、その前にチェック！

●服装・髪型・爪・はきものはＯＫですか？

□①清潔感のあるユニフォームですか？　上着はすそが引っかかりませんか？
□②目にかからないように、髪をまとめていますか？
□③香水系、整髪料の匂いは気にならないレベルですか？
□④爪は清潔に切りそろえていますか？
□⑤指輪やネックレス、ピアスは外していますか？（結婚指輪はＯＫ）
□⑥はきものは、かかとを踏まずきちんと履いていますか？
□⑦クロックスのようなスリッパ系で、踏ん張りがきかないことはありませんか？

⬇

安全・安心・清潔の確保はルーティンです！

●持ち物は揃っていますか？

□①メモ帳は、きちんと更新していますか？　重要なメモは記録しましたか？
□②ペンは、鉛筆系、複数の色のボールペンですか？　➡　記録はカラーで！
□③ハンカチは常備していますか？　➡　汗をぬぐうだけではありません！
□④「首タオル」はしていませんか？　➡　接客のマナー違反です！
□⑤名札は安全な状態で、適切な位置に着けていますか？　PHS は OK ですか？

⬇

記録しながら動くのは、基本です！　接客の姿勢は基本です！

●あなたらしい笑顔はバッチリですか？

□①笑顔の出る気持ちの切り替えは完了ですか？
□②身体の緊張をほぐし、お顔は柔軟な笑顔、鏡でチェックできましたか？
□③声のトーンは、柔らかですか？

⬇

笑顔のパワーは、利用者を動かせます！

●重要伝達事項のノート、申し送りノートはチェックしましたか？

□①前のシフトから引き継ぐ利用者の重要事項は？
□②業務の引継ぎ事項はメモしましたか？
□③自分の担当利用者と担当業務は把握していますか？

⬇

情報収集と管理業務は、仕事の血液循環を円滑にします！

☆さあ、申し送りに臨みましょう！

第5章
増えるクレームに恐れず対処するルール作りと傾聴技術の活かし方

これからの介護現場はどう変わるの?

1 ケアの多様化時代突入で、介護現場はどう変わるのか

先に平成28年の介護報酬の異例の改定は、地域包括ケアの広がりと特養の重度化をもたらしたことに触れました。ここでは、もう少し詳しく触れてみたいと思います。

地域包括ケアシステムと呼ばれる、厚労省が提唱した「在宅重視」の政策は、中学校区に1ヵ所以上の「地域包括ケアセンター」を生みました。地区の社会福祉協議会や社会福祉法人が経営する事業所に置かれ、社会福祉士や看護師などの常駐の相談援助業務を行なう職員が日勤で働いています。あなたの施設にも「地域包括支援センター」が置かれ、施設業務と兼務で生活相談員や看護師が活動しているのではありませんか？

このセンターの目的は、ずばり「介護予防」にあります。地域の医療機関や地域の民生委員、自治会などと協力して、「地域会議」などを開催して地域の高齢者の課題をあぶり出し、施設入所でなく、住み慣れた地域で余生を送れるように支援することを目的としています。このような動きに伴って、地域密着型の介護施設やサ高住、リハビリ施設が増えてきました。

特養のデイサービスでも、通常のデイサービスとは区別して、要支援の高齢者を対象とした介護予防のデイが入り込んできていると思います。また、地域に対して介護予防に関する健康指導や口腔ケアなどの講習会などが、施設で開催されているのではないでしょうか？

このように特養では、入居者やデイやショートステイの利用者だけではなく、地域の軽介護の要支援者や健常者の方が出入りするようになりました。それに伴って、施設の生活相談員の

活動も変化して、地域との交流事業に従事することが増えてきたのです。それに伴って、生活相談員や看護師の動き方に変化が起きて、入居者の生活相談業務は、介護リーダーを始め介護現場の職員の業務にも入り込んでくるようになりました。それによって、介護職員の業務も多様化するようになりました。

それまで、制度のことや医療機関の受診のことなど、生活相談員を呼んで介護職員が関わらなかったことも、ときには対応することが必須となってきました。介護職員も地域の医療機関や介護保険制度の詳細を知っておく必要が生じています。利用者から相談を持ちかけられたときに、もう、「知らない」では通らないと考えるべきです。

しかし、業務がまた増えたというマイナス思考に走るのではなく、利用者のニーズに寄り添い、生活を豊かにできるお手伝いができるのだと考えていただきたいと思います。繰り返しますが、介護職員は、介護者という意味だけではなく、援助者であるべきなのです。

また、在宅重視の国の政策の強化は、制度の中でも様々な変化をもたらしています。これまで老人保健施設は、病後のリハビリ施設として在宅復帰をめざすものとされ、介護保険で運営されてきました。しかし、実態は、退所の目安である3ヵ月の入所期間を大きく超え、半年から一年間の入所者も数多くおられました。ときには、特養の入居待ちという目的の利用も少なからずあったのです。

ところが、厚労省の方針が変更されて、3ヵ月の入所後在宅復帰を達成した実績に応じて、介護報酬が傾斜的に配分されるようになりました。在宅復帰を果たした利用者が多いほど手厚い介護報酬を受けることとなったのです。これによって、従来は、老人保健施設からの退所先と言えば、かなりの数が特養であったのですが、それが在宅であるサ高住などに流れが変わりつつあるのです。

また、特養は、平成28年の介護報酬改定で、要介護度3以上の利用者しか受け入れられなくなり、特養待機者数が大幅に減少しました。さらに、介護人材の不足によって、東京などの大都市圏では特養の利用定員を減らし、要介護状態の改善が期待できそうな要介護度3の利用者の入居を断るところも出てきたということを聞きます。

これらの結果、特養には空きベッドが増加して、稼働率が低下し、施設経営に問題が生じるところも出てきているのです。また、相対的に利用者が重度化していくことにより、深刻な医療的なニーズを持った入居者が増えて、胃ろうやインスリン注射、痰の吸引、在宅酸素、人工透析などのニーズを持った利用者が増えることになったのです。

これによって、介護職員もこれまでの医療知識では十分な対応が難しくなりました。痰の吸引は一定の研修を修了した介護職員も可能となりましたが、その研修は長期間で、申込者多数のために、施設の運営に支障をきたすところも出ています。介護職員も確保が困難で、必然的に介護職員が医療的な補助業務が数多く入ってきていますので、介護職員の業務の多様化が急速に進んでいます。

これまでの介護業務の一日の流れも、介護業務中心で組み立てられていた内容が、多くの異なる内容によって多様化し、介護職員の対応能力を向上させる必要性がどんどん高くなってきています。

POINT▼介護職員の業務の多様化がますます進んでくる

2 介護現場ではクレームと複雑な要望に振り回されるようになる!?

多様化する介護職員の業務内容の複雑化に加えて、要望も複雑で難易度の高いものが増えることが予想されます。その原因となるのは、医療ニーズの多様化が考えられます。疾患も多様化し、胃ろうやインスリン注射のトラブルが増えてきています。

胃ろうの方は、基本的には嚥下が困難ないしは誤嚥の危険性が高くなったためということなのですが、実際は、入院していた病院で食事介助が困難なために、主治医が胃ろうの造設を進めることが多いようです。本当は、しっかりした介助があれば経口での食事摂取が可能な方も胃ろうになり、介護施設に入居してから、口から食べることを望まれることもあるのです。

経口摂取の可能性は、専門医が嚥下反射の能力などを判定して決まりますが、胃ろうから経口への移行は、介護職員にとって大変な負担になってきます。口唇を水分で湿らすことから始め、ミキサー食、ゼリー食、ソフト食へと多彩な食形態に移行していく必要があります。

介護職員だけでなく、食事を管理する管理栄養士や厨房の調理員の業務が複雑化し、手間が増えて現状の人員では賄えないことも起こり得ます。体調や摂取能力の改善状態によっては、経口での摂取が進まないことも多いのですが、家族からすれば、進まないことが施設の怠慢に映り、クレームになることもあります。

また、インスリン注射は自己注射であれ、看護職員による注射であれ、問題がしばしば発生します。糖尿病患者では、インスリン注射だけではなく、血糖値の測定が必須事項であり、血糖値によっては注射を中止することや、接種単位の変更が必要な場合があります。それだけではなく、インスリン注射の患者は、血糖値が安定せず、低血糖を引き起こして深刻な気分不良をもたらします。ときにはショック症状のようになり、緊急受診が必要になることがあります。

このことも、家族からすれば、在宅の頃には（実はほとんど在宅できていなかったにもかかわらず）、こんな問題は起きなかったとか、施設の管理が悪いというようなクレームを持ち込むことがあります。

しかし、このような医療的なクレームや要望というのは、介護施設では看護職員が常時対応できるわけではないので、生活相談員や介護職員が説明にあたらなければならないことが頻発しています。ときには、地域包括支援センター勤務の看護師を借りて、説明にあたらせていることもあると聞きます。

また、最近の健康志向や「健康寿命」などの考えが普及して、リハビリニーズが高まり、利用者本人の希望や体調、身体状況を半ば無視して、廊下の歩行訓練や屋外の散歩を強要してくる家族もあります。特養は、リハビリの設備や機能訓練指導員の配置も義務化されているとはいえ、老人保健施設やリハビリ・デイサービスのような特化した能力を持っていないにもかかわらず、下肢のリハビリを毎日要望してきたり、歩行訓練を頻繁に要望してきたりすることも増えてきました。むろん、ケアマネジャーや生活相談員が丁寧に対応して、施設で可能な内容を説明しますが、家族によっては、行政の窓口にまでクレームを入れるケースもあります。

このような過度の要望も、応分の負担をしているのだから、施設は応えるのが義務だと考える家族が多くなっています。

これらのクレーム対応に、実は現場の介護職員はまったく習熟していませんし、研修も受けていません。私が施設長の時代には、現場の介護職員に家族からのクレームに対応させたことはありませんでした。というのも、家族がクレームを言う場所では、居室やホール、廊下など、第三者がおらずに職員と家族が一対一の状況になるからです。

クレームや重要な課題について話し合いを行なうときは、施設側は必ず複数名での対応を原則としています。言った、言わないなどのトラブルに繋がるだけでなく、確認事項の食い違いや、ときには無理難題を押し付けられることが往々にしてあるからなのです。

要望事項を保留して、「上司に報告して、必ず上司から回答させます」というような対応ができればまだましなのですが、約束をしていないことを約束したなどと言い出されたときには、一対一では反論ができません。

このように、介護現場はこれまでとは違った状況が起きてきていますので、施設の中でしっかりと対応を話し合い、対応マニュアルを作成するのが良いかもしれません。

ただ、家族や利用者が思わぬ状況下で、このような難題や実現の不確かな要望を突き付けてくることがありますが、そのときは、絶対に受けてはいけません。「大変重要な内容ですので、ここではお受けできないので、改めて上司とともにお話をお伺いする機会を設けますので、よろしくお願いします」と内容には踏み込まない対応が大切です。

介護職員も、ある意味で自分の身を守るための「処世術」を身につける必要があるのかもしれません。

POINT▼ますます増えることが予想されるクレーム対応は複数の介護職員で対応する

3　権利を主張し・細かいこだわりがある団塊の世代の特徴を把握する

「２０１５年問題」というものがありました。今は、「２０２５年問題」に姿を変えています。それは、それぞれ、「団塊の世代」の方々が、65歳の介護保険対象者となる、75歳の後期高齢者となる時点を問題としています。

「団塊の世代」とは、第2次大戦後の昭和20年代生まれの人々を言います。この人々は、「団塊」の言葉が表すように、ベビーブームの中で人口分布の高い世代です。また、68年ごろの学生運動を経験し、高度経済成長の担い手であった世代でもあります。

これらの人々は、考え方では個人主義の世代ということができますし、生活もいわゆる「中流家庭層」を形成していました。学生運動を経験した世代は、とりわけ民主教育を受けた世代であり、個人の権利を謳歌してきた世代であるとも言えます。

したがって、その生活においては、自分の趣味嗜好や自分のやり方を大切に考えますし、それらに対して細かなこだわりを持っています。また、「中流意識」の高い人々ですから、生活水準もそれなりの高さを維持しており、生活の質へのこだわりもなかなかのものがあります。

さらに、高度成長時代の「終身雇用」の恩恵を受けて、退職金もかなりまとまった金額を受け取っていますし、年金も減額される前の世代です。

このような世代の人々が、次第に要介護となり、介護施設にも入ってくるようになりました。この「団塊の世代」の前の世代も、高度経済成長の担い手ですので、その恩恵に浴してきた人々で、同様の生活へのこだわりを持っています。これらの人々の流入によって、介護施設の利用者の意識が大きく変わってきました。以前は、特養に「入れてもらえた」「世話になることができた」という、比較的謙虚で受動的な考え方を持っていましたので、特別な個人的要望はあまり見受けられませんでした。むしろ、周りの利用者と同様のサービスに満足を感じている人々であったと言えます。

しかし、「団塊の世代」の方々は、生活にこだわりがありますから、たとえば、毎日ドリップコーヒーを淹れて飲む習慣を持っている利用者は、施設の朝食でも同様の希望を持っています。パン食にもこだわりがあり、「トーストの焼き方はどのようでないとだめだ」的な細かなこだわりがあります。考え方が個人主義的ですから、ある程度画一性を持つ集団生活には、本質的に向いていないのです。さらに、ユニットケアが普及し、有料老人ホームもほとんどが個室ですから、しっかりとしたプライバシーの保持のできる環境の中で生活していますので、個性の主張もしっかりとしています。

居室も自身のこだわりのある家具や備品を持ち込み、個性的な居室にされますし、パソコンや通販などもお手のものという方が多数おられます。ある意味では、自分自身の生きがいや趣味を持ち、日がなベッド上で過ごすような無気力な生活にならないという点では、積極的なものを持っていると言えます。

しかし、介護施設である限り、個人の要望への対応には限界がありますし、ＡＤＬが低下してからも、自身のこだわりを貫こうと無理をすることもあるので、職員の対応は難しくなりつつあります。私の経験ですが、パーキンソン病を発症され、立ち居振る舞いに支障が出てきた方ですが、趣味が水彩画であるので、山のお寺へ紅葉のスケッチに行きたいと申し出てきた方がおられました。職員一人を介助者と運転手にして、長時間つけて一緒に行かせることも難しく、丁重にお断りすると、自分の生きがいができないのなら退居する、在宅に帰るといって耳を貸そうとされませんでした。結局、施設長である私がお連れしましたが、ご本人は満足されるとともに、当然の権利という意識がありありと見えていたのです。

このような「団塊の世代」利用者の増加は、一定のスケジュールで動く施設の在り方に大きな影響を与えてくると思います。まず、食事時間は、通常の施設では、朝は8時、昼は12時、夕は18時というのが基本だと思いますが、自分は宵っ張りだから、朝食は9時にしたいとか、昼は友人を呼んで一緒にゆっくり摂りたいといった要望が出てくると思います。昼食後に入浴の予定を入れていても反古にされかねません（この要望は、実際に経験しています）。

このような個人の要望と施設としての運営秩序との間に、様々なずれや軋轢が生じることがもう現実化しているのです。

ユニットケアなどでは、ユニットに配属できる職員は、細分化されていますので、個人の特別な要望に対応することは不可能に近いと思います。どこまで個人の要望やこだわりを個性として尊重できるのか、大変難しいところに来ているというのが実感です。また、最近の高齢者は「キレやすい」ということも、よくネットなどで見ることがあります。私も、特にサラリーマン生活をしていた男性高齢者にこの傾向が強いと感じることがあります。

POINT▼介護施設では個人の要望への対応には限界があることを説明・理解してもらう

4　個人主義の団塊世代の利用者とは、距離の取り方が決め手となる

このような「団塊の世代」には、手強さを感じられたかもしれません。介護施設の職員は、一人の利用者とマンツーマンのおつき合いをしているわけではありません。ユニットケアであれば、少なくとも10人ほどの利用者との関わりを持ち、一人ひとりの生活に責任があります。限られた勤務時間の多くをたった一人の利用者に割くということは、他の利用者に対する公平性という観点からも考えものであるのは確かです。むろん、容体の急変時に一人の利用者と長時間関わったとしても、誰も文句を言う人はいないでしょう。しかし、趣味や要望などで、一人の利用者に長く関われば、必ず他の利用者からクレームが出ます。施設長としても、一人の利用者と特別のような関係を作ることは認めがたいことです。

居室が個室であるということも、利用者側からすると、個人の要望を言いやすい環境でもあります。そういうシーンで、介護職員にとって大切なワザと言えば、それは**利用者との距離の取り方**であると言えます。多床室の特養利用者は、居室のロケーションがすべての利用者と等距離を取りやすくなっていますが、個室では、利用者との距離が一気に近くなってしまいます。

そこで、職員としては、意識して、日常から、ある程度の距離を取る習慣をつけていくべきであると思います。では、どのようにしてその距離を取ればよいのでしょうか？

その一つは、排泄の介助の要望や飲水といった生活の要望は別として、コール対応するときに、少し時間をおいて訪室することです。もちろん、呼べばすぐに駆け付けるというのは、介

護職員としての基本動作であるのですが、いつどんなときでもすぐに来てくれる職員と認識されてしまうと、やむを得ず遅れたときには不満となりますし、あなたの業務に必ず支障が出てきてしまいます。前述しましたが、施設で生活しているのは利用者だけではありません。

あなたも介護職員として、仕事を通して施設で生活しているのです。仕事には職責というものが存在します。それは、決して一人の人だけに負っているものではありません。他の利用者に対しても、同僚や上司に対しても負っているのです。ともに打ち合わせをする、一緒に作業するなどという場合でも、いたずらに遅れたりすると相手に迷惑をかけます。遅刻とは、相手の時間を奪う行為だからです。

利用者にも、このことをある程度理解してもらう必要があります。すぐには来られないことがあるということを理解してもらうことで、利用者にあなたも施設で生活している独立した人格であることを認めてもらわなければなりません。

訪室時に、**時間のかかりそうな個人的な要望を受けたら、今すぐにはできないということを、はっきりと告げること**です。自分の行動予定をきちんと話してもよいと思います。自分自身で、その場で割ける時間はわかると思いますので、できることだけをするようにしてください。そうすれば、決して無視したことにはならないからです。そして、毅然と離室してかまいません。不満は残るとしても、このようなことで築かれた人間関係は決して崩れることはありません。というのも、基本的にはあなたを信頼して頼っておられるからです。むしろ、あなたに嫌がられるのを恐れたりするものなのです。

ですから、自信を持って距離を取り、自身で優先順位を付けた仕事にまい進してください。

では、このような個人的な要望はどのようにしてクリアしていけばよいのでしょうか？それは、家族に協力を求めることです。介護職員は、介護のプロですから、介護職員にしかできない、より高度で密度の濃い仕事に従事すべきだと考えます。近隣の散歩や趣味の時間のおつき合いは、家族に頼んでみるべきです。家族は、在宅で介護をしない代わりとして、施設への入居を進めましたが、決して自分の親の世話を放棄したわけではありません。施設は、「姥捨て山」ではないのですから。

家族は、要介護の親が施設に入居したことで、適度な距離を取ることができ、在宅で介護していたようなプレッシャーや負担感から解放されています。むしろ、時間を作って施設に行き、親子や家族らしい関わりを持ちたいと望んでいるものです。一緒に近隣の散歩をする、差し入れのお菓子などを一緒に楽しむなどの余裕があるものなのです。ですから、**趣味などの濃厚な要望があるときには、家族に状況を打ち明けて、実際に困っていることを告げてかまいません。**長時間の外出に、施設の職員がぴたりとついて行けることはまれなことは、誰でも理解できることです。

むしろ、利用者の要望をはぐらかし、適当にあしらうような態度を取るほうが危険です。必ず、家族に「自分はぞんざいに扱われている」などの愚痴を言うものだからです。外出や趣味の準備などは職員が行ない、外出などは家族に任せてください。簡単な車イス介助は、むしろ家族にとって充実した時間ともなります。親との距離を縮め、有意義な時間を過ごせることにもなります。家族をうまく活用する、これも一つの距離の取り方です。

POINT▼個人的要望には、毅然とした態度で、できることとできないことを伝える

5　クレーム対応のルールを決めれば、もう悩まなくなる！

制度の改定の中で、施設の業務や医療的な要望などが多様化して、難しいクレームが増えることに触れました。また、「団塊の世代」の利用者が増加して、個性的でこだわりのあるニーズを前にして、対応を間違えるとクレームになりかねない要素のあることも理解していただけたと思います。

私が施設長の時代には、介護職員には、直接家族からのクレームには対応をさせないと言いました。また、内容によっては利用者からのクレーム対応をさせないこともありました。クレーム処理には、相応の経験と受け方が必要だからです。また、個室で一対一の対応は、様々な危険性があることにも触れたと思います。クレーム対応の秘訣は、実は「傾聴」のワザにあります。しっかりと主張を聞き取り、双方向のやり取りに持ち込むことで、粘り強く説得を重ねながら合意点に導く技術が必要となります。

クレームの特徴は、まず何より相手の利用者や家族が感情的になっていることにあります。感情的な相手には、話の腰を折ったり、言い訳をすることや、反論することは逆効果になります。ますます感情を高ぶらせるばかりで、「お前じゃ話にならん。施設長を出せ！」になるのがおちです。

もちろん、職員の側に落ち度があって、クレームとなったときには、当然丁重にお詫びの言葉を述べて誠実に謝るしかありません。絶対にくどくど言い訳したりすることは禁物です。

また、**利用者の器物などを壊してしまったときには、しっかりとお詫びはしますが、弁償するということを、絶対個人として発言してはいけません**。故意にやったなら別ですが、ミスで壊したときには、きちんと上司に報告して、施設として弁償するのが筋だからです。

また、高額な物の場合は、施設は「**施設賠償保険**」というものに加入していますから、利用者の器物を損壊した場合には、かなりの高額まで保険で対応できます。個人で約束しまうと、悪意が介在して来たときなどは、要求がエスカレートしてきて「貴重な思い出の品物だから、慰謝料を出せ」のようなことも可能性としてあり、職員が施設に言い出せなくて一人悩むということにもなりまねませんから、気をつけてください。

クレームを言われたら、自分がしたのだから、自分が個人で対応するべきだと絶対に考えてはなりません。あなた個人が引き起こしたクレームであっても、個人が責任を取る必要はありません。施設での事故やクレームは、業務の中で起きたことであり、施設では業務上の事故やミスは織り込み済みのことですから、上司にきちんとした報告をした上で、報告書を上げればそれでよいのです。

前述しましたが、部下が上司に報告することの意味は、単に上司に事実を知らせるということではありません。報告の持つ重要な意味は、事実を告げて、組織として部下であるあなたの責任を解除するということなのです。リーダーや主任でだめなら、フロア長、その上は副施設長や施設長という具合に、より上位者が下位者の責任を解除するものなのです。施設長が施設全体の責任者であるという意味は、ここにあります。ですから、クレームに遭遇したならば、詳しく何がクレームとなったのか、相手が何を要求しているのか、いつまでに解決するべきなのかなどを簡潔に報告書にまとめ、施設の問題としなければいけません。

クレームに遭遇したときに、重い気持ちになるのは当然です。特に、介護職員は一般的には、図太く無視できる神経を持ち合わせていません。利用者の気持ちや状況への配慮をしながら丁寧に行なうのが介護であるなら、介護職は非常にデリカシーに溢れた仕事だということです。デリカシーに溢れた仕事に従事する人間は、私は傷つきやすい感性の持ち主だと確信していま す。**クレームを受けて悩まないですむ方法というのは、実は施設の職員間で共有し合うことです。一人で抱え込んで悩むことから、きちんと自分を解放してあげてください。**

自分の起こしたクレームを、施設長など上司には知られたくないなど、いらない思いにとらわれるからしんどくなるのです。普通の施設長であるなら、部下がクレームで悩むことを良しとはしないものです。

最近の施設長というものは、研修などで部下の「メンタルヘルスケア」に十分に配慮するよう学んでいますから、堂々と報告してください。クレームに光を当て、風通しをよくすれば、クレームは恐れるに足りません。一人が遭遇するクレームは、他の職員も遭遇する可能性が高いからです。だから、クレームを共有し、内容を分析してみんなで共通の教訓を汲み取ればよいのです。特に最近は、家族というより、家族を名乗っていきなりクレームを入れてくる「親族」と称する輩も目に付くようになりました。

人の弱みに付け込んで、金銭などを要求してくる不当な人々から身を守るだけでなく、風通しのよさと公明正大な対応は施設の大切な業務を守ることになるのです。

POINT▼施設の職員間でクレームを共有し合うことも悩まないですむ大事な対応法

6　これだけは現場職員として覚えておきたい「クレーム処理」の仕方

前項で述べたように、クレームは施設全体で共有すべきことがらです。ここでは、クレームに遭遇したときの手順を整理しておきたいと思います。

クレームは、おおむね、利用者に対して職員が、その意に反した行動を取ったときに起こります。また、自分が望んでいるサービスとは異なる、あるいは著しく劣るサービスに対しての不満として起こってきます。したがって、クレームには明確な根拠があるものなのです。そこでは、改善の余地のあるものと施設の規則やルールに則れば不可能ものとに分かれてきます。

たとえば、特養の場合ですと、個別の細やかな対応や一対一対応のケアはできません。夜間に「徘徊」のような行為があるからと言って、一人の利用者に職員が張り付くことなどはできませんから、転倒やベッドからの転落のリスクを完全になくすことはできません。

このような施設の属性を理解しないで、一対一の対応ができないのはけしからんというようなクレームは、いくら受けたとしても実現できませんから、軽々しくわかりましたと応えてはいけません。

クレームを利用者や家族が訴えてきたときには、立ち話や一対一の対応を避け、必ず上司や同僚の第三者を立ち会わせて、プライバシーの守れる相談室などに誘導します。

そして、お茶でも提供して一息置き、精神的な落ち着きをもたらしてから話を始めます。そして、何に対してクレームを言っているのか具体的に話していただき、きちんと記録を取ってください。精神的に怒りモードに入っている方は、まだ感情に支配されていますから、しばしば同じ内容を何回も繰り返して話をするということが起きます。しかし、そこは辛抱強く「傾聴」に努めてください。感情的な言葉を交じえた言葉にも、冷静に受け止めるだけにして、言葉尻などを捉えて反論してはいけません。「そんな失礼な言い方はないでしょう」のような言葉の返しは、反感に火をつけてしまいます。

問題を整理して、焦点が定まってきたら、施設として考えられる対応をいくつか提案してみます。妥協点が見出せれば、概ね同意しておきますが、その場で約束してはいけません。施設長などに報告して、できればきちんと文書で回答することをお勧めします。

もし、それが難しい状況であれば、書記役の職員が、話し合った内容と合意に至った内容を簡潔に紙に書きならべて、日付を入れて利用者や家族の署名をもらっておくのがよいでしょう。

先ほど挙げた例のように、利用者への**一対一対応の要求のような、実現が不可能な内容であれば、合意はできませんから、恐れず施設の規則や体制についてきちんと説明を行ないます。**それで納得が得られないのであれば、退居もやむなしの姿勢でよいと思います。そして、要望に近いタイプの施設を紹介して、再考を促してください。

また、職員の言動が利用者を傷つけたというような謝罪要求を伴うクレームについては、どのように対応したらよいでしょうか？　その場合も同様に相談室などに誘導して複数名で対応します。傷つけたと言われた当事者の職員はどうしたらよいでしょうか？

その場合、**原則同席はさせてはいけません。**同席してしまうと、当事者ですので感情的な反感や怒りを煽りますから、適切な対応ができません。あくまで、利用者側の言い分を全面的に「傾聴」することに徹するべきです。前にも述べたように、クレームは施設全体で共有し、施設の問題として解決する姿勢を貫いて欲しいと思います。当事者の職員からは、利用者側にも、きちんとした聞き取りをすることを約束して、実行してください。

そういった話し合いの中で、「こんな失礼な対応で傷ついた」「きつい言葉で言われた」などと、多少とも感情を交えた内容が出てきたときには、お詫びの言葉を言ってもよいのでしょうか？　結論を言うと、「そのように感じられたのであれば、申し訳ありません」とお詫びの言葉を述べてもかまわないと思います。事実であれ事実でなかったのであれ、傷ついたという感情に対しては、「施設側の対応によって傷ついたのであれば、申し訳ありません」と素直に言ってよいと思います。確認した事実には基づいてはいないので、傷ついた感情に対して「それはよくないことである」という意志として、お詫びの言葉はなんら問題ありません。

よく、政治の世界では「遺憾」であるという言葉を聞きますが、「遺憾」という言葉の意味は、「その状況は好ましくない。それはよくないことである」という意味合いですから、この場合のお詫びの言葉も、ほぼ「遺憾」と同様と考えてよいでしょう。

話し合いを終えた後、施設としては当事者からの聞き取りと話し合いの内容をもとに、施設長を含めた関係者での会議を持ち、事実の確認と対応を話し合います。

その上で、**施設の結論を施設長名で文書にして回答するようにしてください。施設長名にするのは、受け取った利用者や家族側が、その後さらに問題にしてきた場合に備えて、苦情解決責任者である施設長が対応するという意思表示をしておく必要がある**でしょう。

POINT▼相手を恐れず、施設の規則や体制についてもきちんと説明する

7 「施設長を出せ！」というモンスター・クレーマーへの対処法

前項のクレーム対応は、通常のクレームへの対応の在り方を示したものですが、現実には「コミュニケーション・モンスター」、いわゆる「クレーマー」という人たちに遭遇することもあります。学校でも「モンスター・ペアレンツ」という親たちが、学校に理不尽な要求を持ち込んでくることがよく話題になりますが、施設でも同様のことがあり得るようになりました。社会での権利意識の高まりは歓迎すべきですが、歪んだ権利意識は困ったものです。

利用者からの愚痴やクレームめいた発言を受けて、けしからんと施設に乗り込んでくる家族も増加傾向にあります。**費用負担の増加が、特養であっても、民間のサービス会社が経営するサービス施設と同じように、顧客意識を振りかざしてクレームを入れてくる**のです。

民間の介護付有料老人ホームなどは、多額の入居一時金や介護上乗せ費用、高額な食費を一律に徴収していますから、介護保険制度でカバーできる介護サービスは全体のサービスのごく一部になっており、民間の一般的なサービス業のような独自で提供するサービスの様相を呈しているために、多額の費用負担に見合うサービス提供を利用者側は求めてくるのです。そういう意味で、介護保険で提供できるサービス内容は、ごく一部に過ぎなくなっているのです。

そのような実態を理解せず、一般のホテルが提供するサービスと同一視して、「客なんだから、施設は客のどんな要望にも対応しろ」というようなニーズを持ち込んでくるのです。

「モンスター」の意識には、「顧客の要望にはどんなことでも応えるのが当たり前だ、こっちは金を払っているのだ」というものが根底にあります。「毎日日課として散歩に連れて行け」「食事は本人の食べたい時間にしろ」「入浴は本人が一人だけで個浴で入れさせろ」「本人は魚が嫌いだから肉を出せ」など、中にはある程度実行可能なものもありますが、大半は無理難題が多いものです。「顧客の要望に応えるのは、施設の義務だ」を金科玉条のように振りかざし、すぐに「お前らでは話にならん。施設長を出せ！」となるのです。また、「行政にクレームを入れるぞ。厚労省に言うぞ」というものもあります。また、議員名や政党名、圧力団体などの名前を出して、脅迫に近いような文句を言ってくる場合もあります。

このようなクレーマーには、通常では生活相談員か、らちがあかないときには副施設長レベルの監督職が当たることが多いようです。では、よくある「施設長を出せ！」という脅迫的な要望にはどう応えればよいでしょうか？　結論は、**施設長は絶対に出してはいけません。施設長は最高責任者として、結論を出す権限を持っていますから、彼らは無理難題を突き付けて、施設長から「言質」を取ろうとします。「今すぐ、返事しろ。施設長は権限があるだろう」と追い詰めてくるのが彼らの常道ですから、対応を誤ると問題がこじれてしまいます。**

また、「行政に言うぞ」「市役所に文句を言いに行くぞ」は、**完全に無視してかまいません。**行政側はクレーマーを把握していることも多いですし、日常的にどのような施設であるかを理解していますから、行政が問題にすることはほとんどありません。ただ、「このようなクレームを言いに来た人がいた」という連絡と確認の電話はきますが。

施設長より下の幹部職員が対応に苦慮することになると思いますが、幹部職員は直接クレームを受けた職員、クレームの対象となった職員を絶対に出してはなりません。よく「本人をなぜ出さない。本人に直接謝罪させろ」というような要求を言ってきますが、そこは毅然として「施設を代表して、要望をお聞きしていますから、お詫びをするのであれば施設としてきちんと対応します」と突き放してください。

それでもなお、納得せずごね始めたら、「要望はしっかりお伺いしましたので、できるだけ早期に回答申し上げますので、これでお引き取り願います」と施設側から終了を宣言してください。なお、文句や脅迫的な言辞を弄する、退去を促しても居座ろうとするようであれば、そのときには遠慮なく警察に連絡して構いません。そして、クレーマーに「警察を呼びましたので、退去されない場合は不退去で訴えます」と告げれば、間違いなく去っていきます。

恨みを買ってしまったと、担当した幹部職員の方は思って、その後のことを恐れる必要はありません。明確に警察への対応を告げておけば、何か言えば警察に訴えられると理解していますから、同じようなクレームを入れてくることはありませんし、来たときには警察に対応を依頼すればよいのです。

要は、施設の対応者は、毅然とした態度を貫く勇気だけをしっかり持っていただきたいと思います。

ここまで、極端な「モンスター」でなくても、先ほど述べた「金を払っている」という顧客意識は、多かれ少なかれ利用者も家族も持っているということは、意識しておく必要があります。特に、「団塊の世代」の方々は、個人の権利主張に長けていますから、気をつける必要があります。受ける介護職員側の態度は、要望には応えるという思いとともに、できることとできないことは、はっきりと告げる習慣を持つようにしてください。

POINT▼要望を傾聴しても、なかなかお引き取り願えない場合は警察を呼ぶ

8　これからの介護職員にとって「相談・援助」は仕事の一部となる

これまで、制度の改正の度に、介護現場の業務が複雑化し、多様化してくると述べてきました。地域包括ケアシステムは、施設の役割を複雑化し、地域の介護予防の課題を担うことを施設に要求しています。ある意味では、ともすれば閉鎖的な施設の日常の在り方が変化し、地域に開かれて、地域に住まう高齢者や支援者の様々な方々が出入りするオープンな施設に変わるのは好ましいことであると思います。

これらに伴って、施設の様々な職種の持つ役割が大きく変化し始めています。特に大きな業務内容の変化に遭遇しているのは生活相談員です。これまでの特養は、入居者の日常生活の中で制度の相談や費用の相談、医療機関の受診の相談と対応、施設ケアマネとケアプランの作成に係る利用者情報の把握、新規入居希望者の受け入れに関する実務、施設の行事や行政との折衝、行政監査への対応など施設入居者の生活に関わる内部的な業務が主体でした。

ところが、介護予防で施設に出入りする地域の要支援者や関係者への対応、地域包括支援センターとの連携業務、介護予防事業への積極的な関与などが求められています。それだけでなく、特養入居者が要介護度3以上に限定されたことにより、待機者が減少したこと、老人保健施設からの新規入居者の減少といった施設経営にとってマイナスな要素が増加して、生活相談員は、カバンと施設のパンフレットを持って、地域や地域外の居宅介護支援事業所のケアマネを訪問したり、近隣の急性期病院の地域医療連携室のＭＳＷ（メディカル・ソーシャル・ワーカー）を訪問したりという「営業活動」を積極的に行なう必要が生じてきました。また、利用者の死亡や入院などの特養の在籍者の減少に備えて、ショートステイの利用者の安定的な確保も重要な業務になっています。そのためには、地域の居宅介護支援事業所やデイサービスなどを訪問して、ショートステイの利用者の勧誘なども重要な業務になっています。最近では、小規模多機能施設も増加してきましたから、積極的な「営業活動」を行なわなければなりません。だから、生活相談員は施設内にいる時間が減少したり、特養の居室フロアにいる時間が減少したりしています。

当然ながら、施設やフロアにいないわけですから、利用者と関わる時間が大幅に減少して、じっくり時間をかけた利用者への対応が困難な状況が生まれました。利用者も「生活相談員の○○さんの顔が見えないから困っている」というような相談が、担当の介護職員に向けられることも増えています。

このような状況を受けて、介護職員の業務にも大きな変化が訪れてきています。介護職員の業務は、これまでいわゆる3大介護である食事、排泄、入浴の介助を軸として、離床介助や移乗介助などの身体介護が主な業務内容でした。利用者との関わりやコミュニケーションは、それらの介助に伴うものが多かったのです。また、利用者に関する情報や関心事は、利用者の食事量や排泄量や回数、水分摂取量など身体の健康維持に関するものが大半であったと思います。

しかし、生活相談員の利用者への関与が相対的に減少するとともに、介護職員が居室やデイルームなどで、利用者から様々な生活上の相談を持ちかけられることが増加してきました。これまでは、相談内容を聞いても「生活相談員の○○さんに言っておきますから、お答えしてもらいますね」で済んでいた事柄が、そもそもシフトで動いている介護職員が生活相談員と出会うことすら難しくなったりしています。

また、単純な質問事項であれば、調べてすぐ回答もできますが、生活上の悩みや人間関係の悩みなどは、そう簡単にはいきません。じっくりと「傾聴」する時間が必要となります。本書で述べてきた様々な「聴く」技術も必要になってきます。

それに伴って、介護職員の業務内容だけでなく、業務の時間配分にも大きな影響が出てきます。業務の組み立てが、食事介助して、着替えの用意と誘導、入浴介助してというような、介護者本位の組み立て方にも影響が出てきます。

相談は、人間関係、たとえば施設の他の利用者であったり、家族との関係であったりします。相手のある相談には、当然ながら時間もかかりますし、担当の利用者以外の利用者や家族と直接話し合う必要もあります。「ああして欲しい、こうして欲しい」という相手に対する要望などは、相互の面談を設定したり、話し合いに立ち会ったりということも必要になります。

あきらかに、「相談・援助」の専門的な業務が介護職員の業務に入り込んでくるのです。これまでは、聴くだけで良かった業務が、自身で消化して、それなりの回答をしていかなければなりません。そうなれば、自身の介護に関する業務の予定を変更して、相談してきている利用者に時間を割く必要があるので、他の介護職員に業務を代わってもらったりすることも必要になります。自分自身の意識を変え、職員同士連携する話し合いも必要ですし、制度や人間関係の調整技術も積極的に学ぶ姿勢が重要になるのだと言えます。


POINT▼これからはますます職員同士の連携や、話し合う仕事術が必要になる

9 トラブル・クレームを回避するためには「記録を重視」する

「相談・援助」のプロとして、成長するにはどのようにしていくのがよいのでしょうか？

そのためには、相談が必要なシーンに出会ったら、その場では決して行き当たりばったりであってはいけません。**利用者との言葉のやり取りですから、当然記憶には残りますが、案外誤解があったり、利用者が重視していたようなポイントがずれていたりすることがあり得ます。それらを防ぐためにも、しっかりと記録に残すことをお勧めします。利用者の個人記録には、詳細をたくさん書くことはできませんから、要領よく要点のみの記述にします。**

この作業を通して、利用者の相談内容の概要をまとめることができますし、いつ、何を、どのようにしたいのかがきちんと整理できて、内容の流れをつかむことができます。それらを要領よくまとめる作業で、要点の把握や記述を学ぶことができますので、ぜひ要領よくまとめることに取り組んでみてください。その過程で、訴えの主題が明らかになります。

そのあとは、自身のノートに「相談記録」として、詳細をまとめ上げることがより重要となります。まとめるという作業は、最初からの記憶を一つずつ繰って行くものですから、利用者のニュアンスや感情をもっと正確に知ることができます。また、援助者としての自身の発言の内容を精査することにもなります。

介護職員のケアは、実際の身体介助のような動作が多く、動作の完結が援助の完結となることが多いため、「振り返り」という援助者として必要な基本事項が、実は欠落しがちです。記録を正確に書くということは、必ずこの「振り返り」を行なうことであり、大いに援助者としての成長に役に立ってきます。

たとえば、利用者がまた家族と生活がしたい、在宅に帰りたいというような相談をしてきたときに、おそらく介護職員としてのあなたなら、これまで確実に生活相談員や施設ケアマネに振ってしまっていたと思います。最終的な結論を導くまでには、家族との面談も必要になりますし、在宅復帰した場合に利用する介護サービスや住宅の問題、かかる費用の問題、家族の負担の増減の問題などかなりシビアに検討を要するものが存在します。介護職員としてのあなたが、そこまで踏み込む必要はないと思います。ケアマネなど専門職がいますから、「餅は餅屋」で処理をしてください。

それでは、介護職員としてどのような援助が可能なのでしょうか? 言うまでもなく、援助の基本は、利用者のニーズや思いにしっかりと寄り添うことにあります。そこには、ケアマネ的な専門的知識も経験も必要ありません。その利用者がなぜ在宅に帰りたいと思ったのか、日常生活のどこに不満や不安があるのか、もっと言えば、どこでどのような終末を迎えたいのかなど、日常の介護業務の中からは知り得ない多くのことが出てきます。

施設で感じている孤独感や手持無沙汰な思いなど、日常知り得ない声に接したときに、あなたはどのような態度がとれるのでしょう。これまで提供するサービスを受ける対象者として、一定の距離を取っていたことに気がつくはずです。その距離とは否定的なものではなく、身体的なケアを提供する者にとっては、客観視できるための大切な距離であることが多いものです。しかし、利用者の感情の波や落ち込みなどに、これまであまり寄り添ってきていないことなどにも気がつきます。それが、この距離に現れているのです。

距離を縮める寄り添い方には、決まった基本形というものはありません。利用者と話し合うスタイルも対面式もあれば、横に寄り添って座ることもできます。話し始めると、感情が昂じてきて、涙されるシーンもあるでしょう。そのようなとき、優しく肩を抱く、手を握り締めてあげるなどのボディコンタクトも有効です。距離を一気に縮める経験は、相手の懐に飛び込むことですから、しっかりと相手の目を見ながら会話をする経験を持ってください。

これらの一連の行為は、相談・援助の業務の中で一番大切な、利用者との距離の取り方を学ぶことができます。距離感を失った利用者へのアプローチは、相手に違和感や拒否感や恐怖感さえ与えることがあります。距離感の誤りは、不満を引き起こし、クレームに発展することさえあります。失礼な人だ、デリカシーのない人だなどいろいろなマイナス評価を生み出します。

整理された良い記録を書くことは、クレームの防止にもつながることがあります。記録に整理しているうちに、不合理なシーンや自身の対応のまずさなどが見えてくることがあります。両者の距離感のまずさが見えることもしばしばあります。

記録は、できるだけ小まめに作成する習慣がよいと思います。多忙な介護職員の業務では、メモしておいて、後からまとめて書くということが多いのではないでしょうか？　後になれば記憶もあいまいになりますし、大量に一度に書くということで、疎漏なものとなりやすいのです。自身の「振り返り」の大切な要素として、記録を大切にしてください。「振り返り」によって、クレームに向かっていそうな事象も見えてくることがあるものです。

POINT▼記録を重視することで自身の介護の質を高めることにもつなげられる

10 これからの介護は利用者の重度化と予防レベルのギャップに要注意

これまで何度も、介護報酬の改定によって特養の重度化が生まれることを話してきました。重度化の進行は、施設の活気を奪い、静かな施設をもたらしてしまいます。平均要介護度4.3という施設を経験しましたが、本当に静かな施設でした。従来型の特養で、定員90名、ほぼ満床の状態でしたが、午後の時間帯にもかかわらずデイホールや食堂には、利用者の影はなく、隅で職員がコトコト業務をしている風景でした。利用者の一割以上が胃ろうの方とのことで、居室で静かに、胃ろうを通して栄養食品の滴下を受けているとのことでした。

いわゆる寝たきり状態の利用者が多く、終日ベッド上で一日を過ごされると聞きました。このような状態の中で、排泄において「おむつ外し」の取り組みを行ないましたが、トイレ誘導に移行できたのは、全体で2割にも満たなかったと思います。

ここまで重度化が進行してしまえば、重度の医療ニーズを受けている療養型病床と何ら変わらない光景となってしまいます。施設は生活の場というよりも、療養の場となっているのです。特養の重度化の進行は、このような施設になってしまうことを意味します。まして、要介護度3以上の利用者しかいないとなれば、もっと寂しい光景となるのでしょう。

一方で、地域包括支援センターの活動は、施設のデイサービスを介護予防の拠点にしていきます。要支援者の利用者が、様々なリハビリ設備に群がり、活況を呈するようになります。要支援の利用者から、家族や家庭での生活の様々な問題が持ち込まれて、相談・援助の部署が多忙になります。施設にとって、経営的には、要支援の利用者がいくら増加しても財政的に豊かになるわけではなく、人件費や消耗経費が膨らみます。

特に、従来型の特養は、多床室ですので、欠員補充にはマッチングに問題があります。寝たきり度の高い利用者の居室で、死亡や長期入院で退居となっても、その後に要介護度3程度の認知症の方を入れるということは、実は大変困難です。ADLも高く、認知症によって、要介護度3となっている方などは、居室で静かに過ごすのではなく、「徘徊」行為や動き回ることが多いため、静かに療養生活を送る他の利用者の静謐を侵すことになります。必要度の高い待機者でありながら、入居させられないという矛盾が起こるのです。

ユニットケアでも例外ではありません。寝たきり度の高い利用者の多いユニットには、やはり要介護度3のADLの高い認知症の利用者を入れることは困難です。全室個室であるとは言え、認知症の方は自身の居室を間違えたり、興味本位で他の利用者の居室に入っていったりします。個室であることが災いして、侵入の発見が遅れるのです。他人の居室で、物を持ち出したり、食べ物を勝手に食べたりという事故も起きて、居室の寝たきり度の高い利用者は、自分では何も対応できず、恐怖すら感じることもあることを私も経験しました。

特養の重度化は、このようなミスマッチを多数生み、待機者がいても入居してもらえないというような矛盾に直面しています。なかなか認知症のある利用者ばかりを固めることも困難ですし、居室だけの問題ではありません。特養の重度化は、医療ニーズの高い利用者が増えることであると述べました。在宅酸素や胃ろうへの滴下など日常的に医療行為を行なっている現場に、認知症の利用者が入り込めば、事故に繋がる可能性は高くなります。職員による監視には、限界がありますし、認知症の利用者を閉じ込めることは不可能です。

しかし、特養は認知症の有無で入居を拒否することはできませんし、重い認知症であれば、家族の介護負担の重さも推し量れますから、当然受け入れとなります。結果、認知症の利用者に振り回されることになります。認知症でADLの低下してきた要介護度4の利用者などは、昼夜逆転や夜間にベッドから降りる行為で、転倒、転落の危険性が高まり、介護職員は夜勤帯に休憩すら取れないという実態があります。

施設は、日中はデイサービスや介護予防プログラムで、自立度の高い要支援者の対応に追われ、特養では終日、上記のような矛盾した対応に疲弊している。このすさまじいギャップは、職員の努力や工夫で克服することは不可能です。施設が、利用者の入居のバランスを取れなくなれば、人材の問題ではまったく課題解決には繋がらないのです。

このような現状と予想の下で、介護職員はどうすればよいのでしょうか？　残念ながら根本的な解決策は難しい中で、危機管理の対策を強化する取り組みを行なうことは、発生した事故や問題から職員を守り、利用者の被害を最小限にすることに繋げることができます。

どの施設にも、リスクマネジメント委員会のような組織が存在していると思います。そこでは、緊急時や事故対策のマニュアル整備が行なわれているでしょう。離床センサーなどを使用する、低床ベッドを採用する、転落用に床に厚いマットを敷く、ベッド対応から畳対応に切り替えるなど、認知症の利用者だけではない、事故対策を綿密に行なうことで、かなりリスクは軽減できます。職員相互で、安全チェックを交換するのも有効かもしれません。

POINT▼特養の重度化で、ますます事故防止等のリスクマネジメントが重視されてくる

11　日常の細かな「傾聴」の積み重ねで信頼関係が作られる

「聴く」技術の重要性とその応用の多様性は、ここまで数多く述べてきたと思います。

前項で述べたような、介護現場のすさまじい変化とリスクの増加に対して、リスクマネジメントの強化を通して、事故防止や事故対応への備えはかなりできると思います。

しかし、人が人に対して直接触れながら行なう介護という仕事において、やはり最も重要なことは、介護職員のコミュニケーション能力の高さのような気がしています。重度の認知症の方に振り回され、疲弊している介護現場も数多く見てきました。汚物をまき散らしたり、他者へ無遠慮に干渉したりを繰り返し、全く制止できずに職員が疲れ切っている施設も見ました。

それらの、現場での多くに共通するものは何でしょうか？　それは、介護職員が利用者を何とかコントロールしようとする行為です。自由意思を持った人間をコントロールすることはきわめて困難です。たとえば、職員の立場や心情を配慮して、協力してくれる理解ある利用者たちならば別ですが、自分の生活のスタイルにこだわりがある、認知症の強い周辺症状に苦しんでいる利用者をコントロールはできないものです。

そこで、役に立つものは、「傾聴の技術」であると思います。どうにもならない、あれもこれも集中して混乱しそうだ、そのようなときこそ、開き直ったように落ち着いて、「傾聴」に努めてみて欲しいのです。自分でコントロールしてやろうという意識が、利用者のニーズを見えなくさせてしまい、力づくで利用者を動かそうという行動に出てしまうのです。

「傾聴」のめざすものは、双方向のやり取りを実現することです。双方向のやり取りの中で、真のニーズに迫り、「受容」と「共感」を持って受け入れる対応が、「傾聴」の中から導き出されてきます。落ち着いて「傾聴」し、共感を与えながら、今何をしたいのか引き出していくことで、穏やかなコミュニケーションに持ち込めたなら、力づくでコントロールしなくても十分に落ち着きをもたらすことも可能です。

重度の認知症の利用者であっても、基本は説得と納得なのです。どうすれば自分の要望を満たせるかが理解できれば、自然に落ち着きを取り戻します。すぐに忘れてしまう認知症の方には、自分と一緒に行動してもらいながら、「さあ、次は○○さんの△△をしましょうね」というような声かけを繰り返して、安全を確保しながら動くのもワザの一つです。

同時に多様な業務が押し寄せてくるようなときこそ、落ち着き払って「傾聴」する度胸も必要かもしれません。「聴く」技術を身につけている人の利用者対応は、実は上手に利用者をコントロールしているのです。なぜかというと、いつも低い目線からニコニコと「それで？　それで？」と興味深そうに尋ねてくれる職員は、重度の認知症の利用者にとっても自分のことを理解してくれる、「信頼できる職員さん」となっているのです。

「この人が言うのだから、それは聴かないといけない」そんな自然な信頼関係は、簡単にはできませんが、日常の細かな「傾聴」の積み上げで十分可能になることを、再度銘記していただきたいと思います。

「聴く」技術は、実は人間を動かす技術でもあるのです。よく身体介護のシーンでも「介護抵抗」ということを耳にします。おむつを交換しようとして、介護抵抗にあい、スムーズにいかない。

よく経験の浅い介護職員から、このような深刻な相談を受けることがあります。「介護抵抗」を引き起こす原因は、「納得」がないからです。**「納得」とは「合意」であり、「合意」があれば、人は素直に動くことができます。**「納得」が得られていない心の中は、不安だらけなのです。「何をされるのだろう。痛くされるのではないか？」など本能的に自己防衛の気持ちが働き、「介護抵抗」は起こります。コミュニケーションのないところに、ボディタッチは成立しません。

どうしても新人や経験の浅い職員は、時間のことやその後の業務を意識してしまい、自分本位の手順に陥ります。仰臥している利用者の顔の上から、怖く見える表情で声をかけても、恐怖感しかもたらさないことは、当たり前のことかと思います。

腰を低くして、ベッドの下あたりから、ニコニコ笑顔で「おはようございます」「こんにちは、よく寝ていましたか？」などの声をかけて、「ああ、朝なんだ。おはようだね」とか「いくらでも寝れるなあ」のような言葉が返ってきたら、「よく眠れてよかったですねえ」という会話をしながら、ボディタッチを進めて行けば、おむつ交換は自然なプロセスの中に入り込んできます。

いきなり、布団をめくり上げ、冷たい手で下半身に触れてくるような、デリカシーのなさは健常者であってもお断りしたい行為です。「そろそろ、起きましょうか？　起きる前に替えておきましょうね」などのアプローチは、「そうだね」という合意を生み、自然な排泄介助に持ち込めます。「介護抵抗」をなくす最高のワザは、やはり「傾聴」のワザではないでしょうか？言葉の自然なやり取りを生み出す技術こそ、「聴く」技術なのです。

POINT▼よく聴く人は、合意を生み出せる。だから信頼関係を築ける

必携！　コミュニケーション技術・10か条

1　笑顔の準備はOKですか？　口腔の動きを柔軟にして！

2　あいさつの言葉は、丁寧な「おはようございます！」、笑顔の「こんにちは！」

3　目線の高さは、下から、目を見て、相手の表情をしっかり把握して！

4　「聴く」、「話しかける」、「タッチする」、この3原則を上手に活用！

5　「傾聴」は、言葉を引き出す「相槌パワー」を駆使しよう！

6　「受容」は、「相槌を繰り返し」、「手を握り」、心で受け止めよう！

7　話の途中での言葉の割り込みは、「コミュニケーション」を中断してしまう危険性が！　最後まで聴こう！

8　重要な話は、必ず、「第三者」を入れて、記録しよう！

9　「家族」には笑顔のあいさつ、小まめな報告をして最大の協力者にしよう！

10　「声かけ」の基本は、シーンに応じて上手に使い分けることです！

中尾浩康（なかお・ひろやす）

大阪生まれ。福祉施設経営コンサルタントとして、多くの特養ホームの業務改善に取り組んでいる。

大阪市立大学経済学部中退。商社、スーパー、塾講師、精密機器メーカー管理職などを経たのち、阪神・淡路大震災、父親の死などを転機に介護分野に転身する。民間企業での財務とマネジメントの経験を生かし、数字と現場の分かる独自の施設経営分析と指導には定評がある。現在は、福祉サポート一滴舎を立ち上げ、施設経営のコンサルティングや講演などに積極的に活動している。

介護《かいご》の仕事《しごと》は「聴《き》く技術《ぎじゅつ》」が9割《わり》

2017年12月15日　初版発行

著者　中《なか》尾《を》浩《ひろ》康《やす》
発行者　常塚嘉明
発行所　株式会社　ぱる出版

〒160-0011　東京都新宿区若葉 1-9-16
03(3353)2835 — 代表　03(3353)2826 — FAX
03(3353)3679 — 編集
振替　東京 00100-3-131586
印刷・製本　中央精版印刷(株)

ISBN978-4-8272-1097-2　C2047